何でも調べればわかる今、レジデントノートがめざすもの

創刊 24 年目となったレジデントノート。
皆さまの声を聞きながら、
「研修医が現場で困っていること」や「意外と教わらないこと」、
「研修中に必ず身につけたいこと」を取り上げます。

そして、研修医に必要なことをしっかり押さえた、
具体的でわかりやすい解説を大切にします。

救急外来や病棟はもちろん、新しい科をローテートするとき、
あるテーマについて一通り勉強したいときも
ぜひ本誌をご活用ください。

私たちはこれからも読者の皆さまと
ともに歩んでいきます。

研修医を応援する単行本も続々発刊！

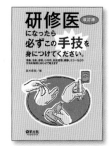
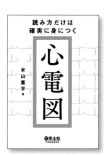
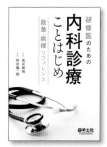
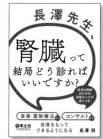
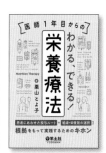

羊土社

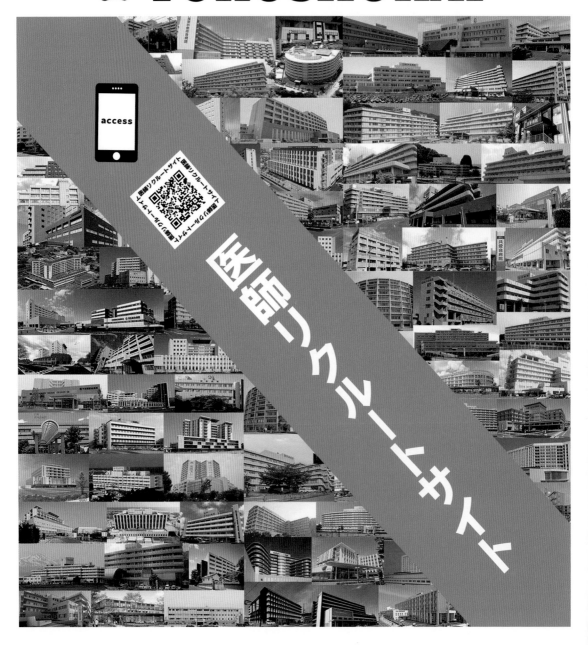

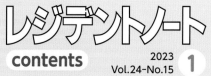

レジデントノート
contents
2023 Vol.24-No.15 **1**

特 集

救急・ERを乗り切る！
整形外科診療
専門医だからわかる診察の着眼点、
画像読影・処置・コンサルトのコツを教えます

編集／**手島隆志**（医療法人同愛会 小澤病院 整形外科）

▮ 特集にあたって	手島隆志	2590

遭遇頻度の高い主訴から考える，基本的な診かた

▮ 手をついた	西頭知宏	2593
▮ 足首をひねった	藤井達也	2600
▮ 高齢者が尻もちをついた	松澤　岳	2609
▮ 交通事故に遭って首が痛い	岩井俊介	2618
▮ 急に関節が痛くなった，熱もある	陶山恭博	2624

これさえできれば乗り切れる！ 整形外科的処置，手技

▮ 骨関節・軟部組織のエコー	池尻好聰	2632
▮ 関節穿刺・注射	坂本龍之介	2642
▮ シーネ固定	海透優太	2649

番外編

▮ 家で暮らせない，入院させてと言われたら 社会的入院のもやもや	手島隆志	2655

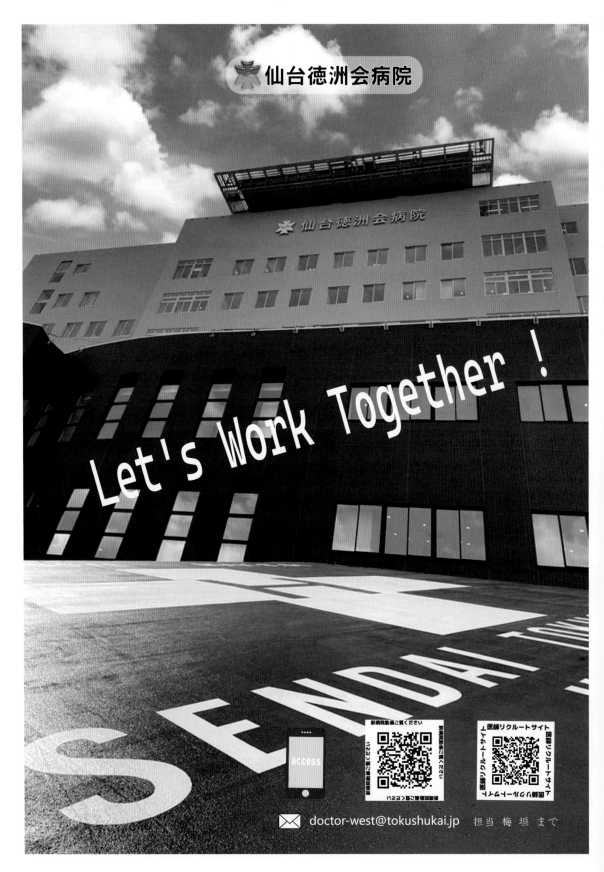

レジデントノート

contents

2023 **1**
Vol.24-No.15

連　載

▌ **実践！ 画像診断 Q&A**—このサインを見落とすな
▶ 入院中に上腹部痛を訴えた70歳代男性 ……………………… 井上明星　2581
▶ 発熱，労作時呼吸困難を主訴に来院した70歳代女性 … 井窪祐美子，徳田　均　2583

▌ なるほどわかった！ **日常診療のズバリ基本講座**
▶ 指導医とのかかわり方をマネージメントしてみよう ………… 八木　悠，松原知康　2662

▌ 臨床検査専門医がコッソリ教える…**検査のTips！**
▶ 第70回　混合診療の落とし穴に気をつけよう！ ……………… 木村　聡　2673

▌ **内科病棟診療のための Practice-Changing Evidence**
いつもの診療をアップデート
▶ 第5回　グラム陰性桿菌菌血症の治療期間 ………………… 鈴木智晴　2677

▌ **よく使う日常治療薬の正しい使い方**
▶ 抗真菌薬の正しい使い方 ……………………… 竹下宗佑，中村　造　2685

▌ リエゾン精神科医が教えます！ **しくじりから学ぶ精神科薬の使い方 Part2**
▶ 第4回　認知症の患者に抗認知症薬は必要か？
……………………………………… 井上真一郎，(コラム)齋藤　円　2691

▌ **こんなにも面白い医学の世界**　からだのトリビア教えます
▶ 第100回　医師にヒゲはいるのか？ …………………… 中尾篤典　2703

▌ そのモヤモヤちょっと考えてみませんか？ **臨床倫理はじめて講座**
▶ 第6回　臨床倫理をどう学ぶか ………………………… 柏木秀行　2704

▌ **研修医が知りたい がん症状緩和＋α** 〜緩和照射で可能性をひろげる〜
▶ 第2回　がん患者さんの足が動かなくなったら
〜脊髄圧迫：放射線治療を急ぐとき〜 ………………… 森崎貴博　2710

▌ **Step Beyond Resident**
▶ 第228回　心窩部痛のMyth Part2
〜心窩部痛でこれだけは見逃すな！〜 …………………… 林　寛之　2715

▌ エッセイ **対岸の火事、他山の石**
▶ 第256回　裸眼立体視ノススメ …………………………… 中島　伸　2725

書評/2729　バックナンバー/2732　増刊号/2734　次号予告/2735　奥付/2736　広告インデックス/後付　表紙立体イラストレーション/野崎一人

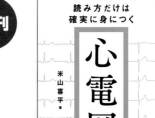
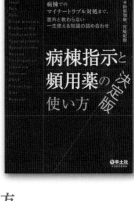 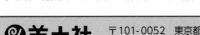

実践！画像診断 Q&A - このサインを見落とすな

入院中に上腹部痛を訴えた70歳代男性

（出題・解説）井上明星

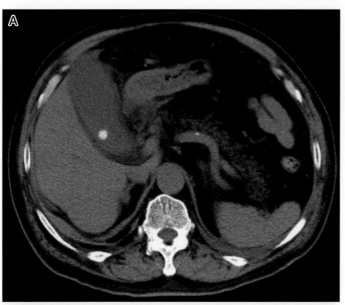

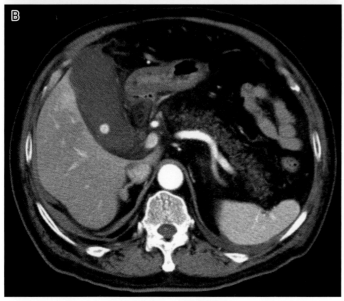

図1　腹部CT軸位断像
A）非造影，B）動脈相.

病歴

70歳代男性．胸骨骨折，血胸で入院中であった．2日前から上腹部痛がはじまり，徐々に増悪し，嘔吐も出現した．身体所見では右季肋部に筋性防御を伴う圧痛を認める．既往歴として10年以上前に心筋梗塞．WBC 18,000/μL，CRP 15.4 mg/dL，AST 27 IU/L，ALT 33 IU/L，ALP 329 IU/L，T-bil 1.61 mg/dL.

問題

Q1：本疾患の診断に必要な検査は何か？

Q2：CTよりも優先して行うべき（第一選択となる）画像検査は何か？

本症例はweb上での連続画像の参照を推奨します．

Akitoshi Inoue（滋賀医科大学 放射線医学講座）　　　web上にて本症例の全スライスが閲覧可能です．

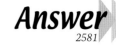
Answer
2581

解答　壊疽性胆嚢炎

A1：血液検査ならびに画像検査．
A2：超音波検査．

解説

　緊急手術が行われ黄色から緑色調を呈する壁肥厚した胆嚢が摘出され，病理組織でも上皮細胞の剥離が認められ，壊疽性胆嚢炎と診断された．

　急性胆嚢炎は胆嚢の急性炎症であり，発熱・腹痛・嘔吐で発症する急性腹痛症の原因となる代表的疾患である．胆嚢管に結石が嵌頓し，長時間にわたる胆嚢閉塞により発症する．約95％は胆石性胆嚢炎であるが，迷走神経離断後で胆嚢の蠕動運動が低下している状態や肝動脈化学塞栓術（transcatheter arterial chemo-embolization：TACE）で胆嚢動脈が閉塞した場合などでは無石性胆嚢炎が生じる．

　急性胆嚢炎の診断基準は，① 右上腹部痛，発熱，悪寒，悪心・嘔吐を含む臨床症状とMurphy's sign（炎症を伴った胆嚢を触知すると，痛みのため呼吸を完全に行えない状態），② 全身の炎症所見（発熱，白血球数上昇，CRP値上昇），③ 特徴的画像所見である．

　急性胆嚢炎の診断に用いられるモダリティは超音波検査，CTおよびMRIであるが，簡便であり侵襲が低いことから，「急性胆管炎・胆嚢炎診療ガイドライン2018」では超音波検査が第一選択のモダリティとして位置づけられており，急性胆嚢炎が疑われるすべての症例に行うべきとされる[1]．胆嚢に向かってプローブを当てた際の圧痛（Sonographic Murphy's sign）は診断を裏づける有用な所見である．いずれのモダリティにおいても，急性胆嚢炎においては，筋満感を伴う胆嚢腫大，胆嚢壁肥厚，胆嚢周囲の液貯留が認められる．造影CT検査（図1）では，動脈相で胆嚢床の肝実質に強い造影効果を認めるが，これは炎症に伴い胆嚢動脈の血流が増加し，胆嚢床の門脈枝に流入する血流が増加するためであると考えられている．門脈相〜平衡相では背景の肝実質も増強されるため，この胆嚢床の造影効果は消失する．よって，急性胆嚢炎を疑った造影CT検査では動脈相を撮影することが重要である．胆嚢壁が壊死した壊疽性胆嚢炎では，胆嚢壁の不整な肥厚，胆嚢壁の造影不良，胆嚢内腔あるいは壁内のガス，内腔の膜様構造，胆嚢周囲膿瘍を認める．

　「急性胆管炎・胆嚢炎診療ガイドライン2018」において，急性胆嚢炎の重症度は臨床経過とデータに加えて画像所見に基づいて層別化される．壊疽性胆嚢炎は，胆嚢周囲膿瘍，肝膿瘍，胆汁性腹膜炎，気腫性胆嚢炎とともに中等症の急性胆嚢炎（Grade II）に分類されている[1]．急性胆嚢炎の存在診断は超音波検査で可能であると思われるが，重症度評価を念頭に入れた場合は動脈相を含むダイナミック造影CT検査を撮影することが重要である．

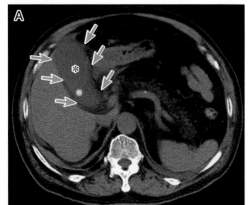
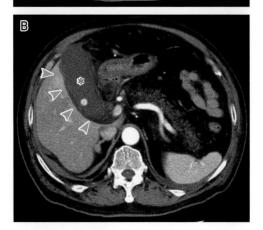

図1　腹部CT軸位断像
A）非造影，B）動脈相
胆嚢に腫大を認める（A，B：＊）．胆嚢周囲の脂肪組織には濃度上昇を認める（A：➡）．また，動脈相では隣接する肝実質に増強効果を認める（▷）．なお，胆嚢内には石灰化した胆嚢結石を認める．

引用文献

1）「急性胆管炎・胆嚢炎診療ガイドライン2018」（急性胆管炎・胆嚢炎診療ガイドライン改訂出版委員会/主催，日本肝胆膵外科学会，他/共催），医学図書出版，2018

本コーナーはオンラインでもご覧いただけます：www.yodosha.co.jp/rnote/gazou_qa/index.html

発熱，労作時呼吸困難を主訴に来院した70歳代女性

（出題・解説）**井窪祐美子，徳田 均**

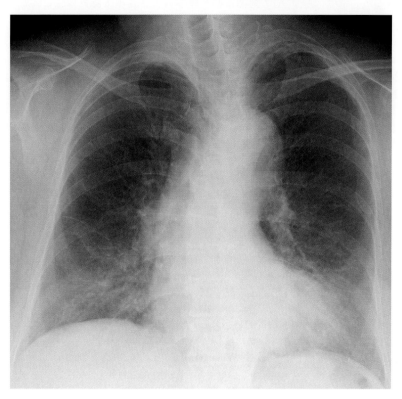

図1 胸部単純X線写真（正面像）

病歴

症例：70歳代，女性. **主訴**：発熱，労作時呼吸困難. **既往歴**：高血圧症（20年前），脳梗塞（10年前）.
常用薬：アムロジピン5 mg/日，カンデサルタン4 mg/日，バイアスピリン100 mg/日，ランソプラゾール15 mg/日. **職業**：無職. **喫煙**：なし. **飲酒**：機会飲酒. **粉塵吸入歴**：なし.
アレルギー歴：なし. **家族歴**：特記すべきことはない.
現病歴：10日前から発熱し，当院来院日の朝から労作時呼吸困難が出現したため当院救急外来を受診した. 酸素飽和度の低下を認めたため緊急入院となった.
身体所見：身長168 cm，体重77.9 kg，体温36.9℃，血圧157/91 mmHg，脈拍85回/分，呼吸数22回/分，SpO$_2$ 85 %（室内気）. 意識清明. 頸静脈拡張なし. 胸部：清，心雑音なし. 腹部：肝・腎・脾を触知しない. 表在リンパ節を触知しない. 浮腫はない. 神経学的所見：特に異常を認めない.
血液検査：WBC 18,820 /μL（好中球84.0 %，リンパ球9.7 %），Hb 13.6 g/dL，Plt 24.4万/μL，Na 141 mEq/L，K 3.9 mEq/L，AST 43 IU/L，ALT 62 IU/L，LD 261 U/L，KL-6 816 U/mL，CK 29 U/L，BUN 10 mg/dL，Cr 0.61 mg/dL，CRP 3.8 mg/dL，D-dimer 0.9 μg/mL，BNP 25.3 pg/mL，β-D glucan ≦ 4 pg/mL.

問題

Q1：胸部単純X線写真（図1）の所見は？
Q2：診断のためにさらに必要な検査は？

Yumiko Ikubo，Hitoshi Tokuda（東京山手メディカルセンター 呼吸器内科）

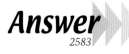
Answer

ある1年目の研修医の診断

両側下肺野の透過性が低下しています．感染性肺炎のほか，KL-6が上昇しており何らかの急性経過の間質性肺炎の可能性を考えます．胸部CTを撮像し抗菌薬を開始します．

薬剤性肺炎

解答

A1：胸部単純X線写真では両側下肺野優位に淡い浸潤影を認める（図1○）．

A2：両肺野に広範な陰影を認める．感染性肺炎では非定型肺炎やウイルス性肺炎を疑う．感染症以外では，好酸球性肺炎，急性過敏性肺炎，薬剤性肺炎の可能性を考える．居住環境や吸入曝露歴のほか，処方薬，またそれ以外にもサプリメントなどの摂取の有無について問診する．

解説

胸部単純X線写真にて両側下肺野優位に淡い浸潤影を認める（図1○）．胸部単純CTでは両肺野びまん性に汎小葉性すりガラス影を認める（図2→）．一部でモザイクパターンを呈している（図3→）．心拡大や胸水貯留は認めない．感染症では非定型肺炎やウイルス性肺炎を考える．β-D glucanの上昇はなく，免疫抑制状態ではないためニューモシスチス肺炎は否定的である．感染症以外では好酸球性肺炎や薬剤性肺炎が鑑別にあがる．下葉優位に分布するという点で典型的ではないが急性過敏性肺炎の可能性も否定できない．

本症例は非定型肺炎に有効なキノロン系抗菌薬の投与を開始したが不応であり，第6病日に気管支鏡検査を施行した．気管支肺胞洗浄液の細胞分画ではリンパ球比率が62％と著明に上昇していた．入院後の病歴聴取で，発熱の1カ月前からダイエット目的で防風通聖散を内服していたことが判明し，同薬剤に対する薬剤リンパ球刺激試験（DLST：drug-induced lymphocyte stimulation test）を施行した結果，陽性であった．過敏性肺炎については，明らかな吸入曝露歴はなく，抗トリコスポロン・アサヒ抗体も陰性であったことから可能性は低いと考え，防風通聖散による薬剤性肺炎と診断した．ステロイド治療を開始し，画像所見と呼吸状態はすみやかに改善した．

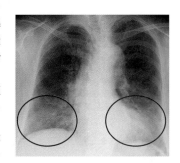

図1　胸部単純X線写真（正面像）

過去に発表されたわが国の薬剤性肺炎の原因薬調査によると，抗悪性腫瘍薬が56％と多いが，漢方薬も10％と決して少なくない[1]．薬剤開始から発症までの日数の中央値は69日で，過半数は90日以内に発症していた[2]．漢方薬に関しては，原因生薬として防風通聖散にも含まれる黄芩（オウゴン）の報告が多いが，黄芩単独ではなく，ほかの生薬との複合作用により薬剤性肺炎を発症しうると考えられている[2]．

薬剤性肺炎の画像所見は多彩で，一般的には両側性，非区域性の陰影を示す[2]．

DLSTは薬剤性肺炎を疑う症例でよく行われる検査である．患者の末梢血中Tリンパ球と被疑薬を混合し，Tリンパ球への3H-thymidineの取り込みを測定することでTリンパ球の増殖能を定量評価する検査法であるが，偽陽性または偽陰性となる場合も多く，その結果の解釈には注意を要する．しかし陽性の場合には被疑薬の推定に有用ともいわれている[2]．

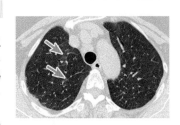

図2　胸部単純CT（上葉）

防風通聖散は，肥満に効果がある漢方薬として市販されているが，このように容易に入手可能で気軽に内服されている漢方薬でも，薬剤性肺炎のリスクはある．本症例は，内服薬に関して処方薬についてのみ申告があったが，サプリメントなどの摂取について病歴聴取を重ねた結果，防風通聖散の内服歴が明らかになった．薬剤性肺炎に関しては特異的な画像所見や血液検査所見はないため，詳細な病歴聴取が重要である．

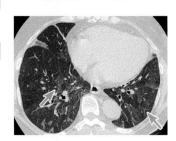

図3　胸部単純CT（下葉）

引用文献

1) Ushiki A & Hanaoka M：Clinical Characteristics of DLI：What Are the Clinical Features of DLI?「Drug-Induced Lung Injury」（Hanaoka M, eds, et al），pp27-33, Springer, 2018
2) 「薬剤性肺障害の診断・治療の手引き 第2版」（日本呼吸器学会 薬剤性肺障害の診断・治療の手引き第2版作成委員会／編），pp1-8, 18-33, 87-88, メディカルレビュー社，2018

本コーナーはオンラインでもご覧いただけます：www.yodosha.co.jp/rnote/gazou_qa/index.html

Dr.平澤の上部消化管内視鏡
診断セミナー

がんを見逃さないための観察と病変拾い上げのコツ

平澤俊明/著, 河内 洋/病理監修

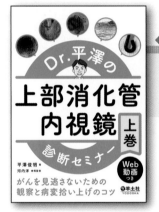

上巻

☐ 定価 7,480円(本体 6,800円+税10%)
☐ B5判 ☐ 196頁
☐ ISBN 978-4-7581-1073-0

下巻

☐ 定価 7,920円(本体 7,200円+税10%)
☐ B5判 ☐ 252頁
☐ ISBN 978-4-7581-1075-4

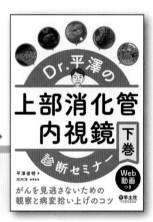

明日からの内視鏡診療が面白くなる!
楽しく読んで学べる実践書

● 指導医とレジデントの会話形式で, 内視鏡診療のコツをわかりやすく解説!
● 美麗な内視鏡画像・イラストや手技の動画で, 挿入や観察のポイントが一目で理解る!

目次

上巻
第1章　内視鏡の歴史
第2章　検査前の準備
第3章　上部内視鏡の挿入と観察
第4章　咽頭:観察と拾い上げのポイント
第5章　食道:観察と拾い上げのポイント
第6章　食道胃接合部領域: 観察と拾い上げのポイント

下巻
第7章　胃:観察と拾い上げのポイント
第8章　十二指腸:観察と拾い上げのポイント

発行 **羊土社** YODOSHA
〒101-0052　東京都千代田区神田小川町2-5-1　TEL 03(5282)1211　FAX 03(5282)1212
E-mail : eigyo@yodosha.co.jp
URL : www.yodosha.co.jp/

ご注文は最寄りの書店, または小社営業部まで

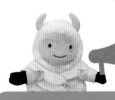

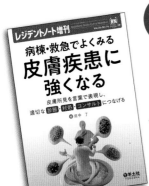

救急・ERを乗り切る！整形外科診療

専門医だからわかる診察の着眼点、
画像読影・処置・コンサルトのコツを教えます

▌ 特集にあたって ………………………………………… 2590

遭遇頻度の高い主訴から考える，基本的な診かた

▌ 手をついた ……………………………………………… 2593

▌ 足首をひねった ………………………………………… 2600

▌ 高齢者が尻もちをついた ……………………………… 2609

▌ 交通事故に遭って首が痛い …………………………… 2618

▌ 急に関節が痛くなった，熱もある …………………… 2624

これさえできれば乗り切れる！ 整形外科的処置，手技

▌ 骨関節・軟部組織のエコー …………………………… 2632

▌ 関節穿刺・注射 ………………………………………… 2642

▌ シーネ固定 ……………………………………………… 2649

番外編

▌ 家で暮らせない，入院させてと言われたら
社会的入院のもやもや ………………………………… 2655

特集にあたって

手島隆志

1 「整形外科は苦手」を克服するために

　救急外来で整形外科的な診療が求められる場面はよく遭遇します．一方で，体系的に整形外科診療を学ぶ機会が少なく，苦手意識をもっておられる読者も多いのではないでしょうか．主訴から解剖学的な局在を絞り込むための診察が難しい．単純X線写真の読影が難しい．また診療の最後にシーネ固定をはじめとする処置が求められる．自宅に帰れない患者さんが多い．診療結果は生命にかかわることはなくても，機能予後にかかわる．訴訟も多い[1]．…こういった理由が重なっているからだと思われます．

　本特集では救急外来で遭遇する頻度の高い主訴別に診療の要点をまとめました．まずは，年齢・主訴・受傷機転から，頻度の高い骨折や疾患を知ってもらいたいと思います．これにより的を絞った診察が可能になります．画像検査は診察の延長線上にあり，原則臨床所見のあるところに骨折や病変がありますので，おのずと読影すべきポイントが絞られ，読影のプレッシャーが減るでしょう．

2 オンラインで症例相談も勉強もできる時代になったけれど

　整形外科医のバックアップがない状況にあっても，近年オンラインで症例の相談ができるサービスが充実してきています．しかし救急外来で必要なアドバイスがすぐ得られるとは限りません．整形外科的診療では画像のアップロードが必要になり，内科的な相談よりも個人情報の取り扱いの注意が必要です．

　関節穿刺やシーネ固定の方法は，動画を簡単に検索し勉強できるようになりましたが，実際には痛がっている患者さんにさらに痛いことを行うことになりますので，落とし穴やちょっとしたコツがあります．これらを専門家からのメッセージとともに学んでいただきたいと思います〔「関節穿刺・注射」（p.2642〜），「シーネ固定」（p.2649〜）参照〕．

3　骨折の診療では，感度の高い身体所見を知ろう

　診察で骨折の検査前確率を推定していく際，下肢では荷重歩行可能かどうかが有用ですが〔「足首をひねった」（p.2600～）参照〕，上肢や頸椎といった非荷重部位では自動可動域が有用です．正常可動域を数字として覚える必要はありません．上肢では健側との比較で制限の有無をみます．肘関節では骨折の除外にあたり感度の高い所見とされます[2]．手関節[3]や頸椎では可動域制限の有無は臨床予測ルールに組込まれています〔「交通事故に遭って首が痛い」（p.2618～）参照〕．非侵襲的な診察ですので，ぜひ診療にとり入れてみてください．

4　画像検査の特性を知ろう

　単純X線写真で，明らかな骨折がみつかった場合はその後の対応に迷うことは少ないでしょう．問題は，折れているのか，折れていないのか，よくわからないときです．

　単純X線写真の感度が低い骨折として，代表的なものに以下があります．

> ・手舟状骨骨折〔「手をついた」（p.2593～）参照〕
> ・脊椎圧迫骨折，骨盤脆弱性骨折〔「高齢者が尻もちをついた」（p.2609～）参照〕
> ・高齢者の頸椎骨折，特に軸椎骨折〔「交通事故に遭って首が痛い」（p.2618～）参照〕
> ・肋骨骨折〔「骨関節・軟部組織のエコー」（p.2632～）参照〕

　これらを知っておけば，痛みがあるがはっきりと骨折がわからない場合でも，「臨床的には骨折の可能性が高い」という判断のもと次の行動に移ることができるでしょう．

　さらに検査すべきはCTかMRIでしょうか？ それともエコーでしょうか？ 原則として骨折の検出感度が高いのはCTよりもMRIです．CTは骨皮質や骨梁に破断を生じていないような骨折を検出できませんが，MRIでは[4]，骨髄内や周囲軟部組織の出血や炎症が反映されるため検出しやすくなります．一方CTは，すでにわかっている骨折の粉砕の評価や手術術式の決定に特に有用です．もちろん救急外来では施行可能な検査も時間も限られますから，状況に応じて検討する必要があります．

　またエコーが強力な武器になる場合があり，肋骨骨折がその代表例です．初学者でも容易に実践できるものを「骨関節・軟部組織のエコー」（p.2632～）にまとめてもらいました．

5　いつコンサルトする，どうコンサルトするか？

　神経血管損傷，コンパートメント症候群，開放骨折，関節脱臼，頸椎・頸髄損傷，また化膿性関節炎を疑うケースではすみやかにコンサルトすることに異論はないと思います．小児の骨折や，転位の大きい骨折では，徒手整復や緊急手術を検討することもありコンサルトの閾値を下げる必要があります〔「手をついた」（p.2593～），「足首をひねった」

（p.2600〜）参照〕．

　一方，高度な治療は必要でないけれど，帰宅の難しい患者さんをどうするか，私も研修医の頃迷ったことが多く，最後の稿にまとめさせていただきました〔「家で暮らせない，入院させてと言われたら」（p.2655〜）参照〕．

　本特集が，整形外科診療で感じるプレッシャーを減らし，救急当直を乗り切るための一助となることを願っています．

■ 引用文献

1）最高裁判所：医事関係訴訟事件（地裁）の診療科目別既済件数
　https://www.courts.go.jp/saikosai/vc-files/saikosai/2021/210630-4shinryokamoku.pdf
2）Appelboam A, et al：Elbow extension test to rule out elbow fracture：multicentre, prospective validation and observational study of diagnostic accuracy in adults and children. BMJ, 337：a2428, 2008（PMID：19066257）
3）Walenkamp MM, et al：The Amsterdam wrist rules：the multicenter prospective derivation and external validation of a clinical decision rule for the use of radiography in acute wrist trauma. BMC Musculoskelet Disord, 16：389, 2015（PMID：26682537）
4）曽根照喜：骨粗鬆症による骨折の病態・診断・評価・治療 画像診断．日本臨牀，71：480-483，2013

Profile

手島隆志（Takashi Teshima）

医療法人同愛会 小澤病院 整形外科医長
神奈川県小田原市の海の見える病院で，地域に根差した整形外科診療を展開しています．
おとなもこどもも，けがも病気も，専門もハザマも，スペシャリストでありつつジェネラリストとしても活躍できる整形外科の魅力を知ってもらいたいと思います．

【遭遇頻度の高い主訴から考える，基本的な診かた】

手をついた

西頭知宏

①疼痛部位を探す．手をついたからといっても手関節以外に損傷があることがある

②X線撮影は少なくとも2方向．小児では左右比較をする

③「骨折はありません」は絶対言わない

はじめに

　超高齢社会を迎え，今後ますます転倒して救急外来を受診する高齢者は増加すると考えられます．また，子ども達の運動量が低下しており子どもロコモティブシンドロームが増加し，転倒する子ども達も増加しています．救急外来に手をついて骨折が疑われる患者さんが来たら，不安になりますよね．皆さんがまずやらなければならないことは，診断に迫ることです．その場では診断がつかないことも多々あります．

　高齢者が手をついて受診した際には，国家試験どおり**橈骨遠位端骨折**[1] をまず念頭に置きますが，実際には肘関節や肩関節に骨折・脱臼を生じる場合もあり，どこに疼痛があるのかを聞くことが非常に重要となります．また，上手に疼痛部を伝えられない子ども，認知症のある高齢者であれば，疼痛部位を的確に伝えられない場合があります．この場合は，受傷機転の把握，視診，触診でしっかりと疼痛部位を探す必要があります．

　「疼痛部位を探す」ということは簡単なことのように思いますが，場合によっては難しいこともあり，まずしっかりと疼痛部位を見極めることが大切です．どのように疼痛部位を見極め診断に迫っていくのか，症例を通して学んでいきましょう．

> **症例1**
>
> 78歳女性，歩行時に転倒し前に倒れ右手をついて受傷した．

> **症例2**
>
> 7歳男児，サッカー中に後ろ向きに倒れ左手をついて受傷した．

1 考えるべき外傷性疾患と鑑別診断，初期診察

　手をついて受傷した場合に，頻度が高く鑑別診断として考える外傷は年齢に応じて少し違います．成人では橈骨遠位端骨折，舟状骨骨折を疑い，小児では前腕骨骨折，上腕骨顆上骨折，上腕骨外側顆骨折を疑いますが，あくまで疑いです．後述するように最も大事な点はどこに疼痛があるかです．

　両症例ともに，受傷機転・疼痛部位の病歴聴取をしながら，視診を行います．開放骨折がないかを観察し，開放骨折があれば整形外科医に緊急コンサルトを行います．

❶ 症例1

　高齢者が転倒し手をついて受傷していますので，まず考慮すべき疾患は橈骨遠位端骨折です．鑑別診断として考えるものは，見落としの多い舟状骨骨折です．また，先述したように手をつくことにより，手指・肘関節・肩関節の骨折や脱臼も起こることがあるので，頭の片隅には置いておきます．疼痛部位が曖昧なまま，手関節のみの診察とX線撮影で終わると，その他の外傷を見落としてしまうことがありますので注意が必要です．

❷ 症例2

　小児が手をついて転倒しています．疼痛を訴えている部位をしっかりと見極める必要があります．手関節部の疼痛では，橈骨遠位端骨折を含む前腕骨骨折，肘関節部の疼痛では上腕骨顆上骨折，上腕骨外側顆骨折を含めた肘関節周囲骨折を想起します．7歳であれば手関節と肘関節のどちらが痛いかを訴えることができますが，さらに若年になると泣くだけで疼痛を訴えられない場合があります．その場合は腫脹の観察，腫脹部がはっきりしなければ，優しく手関節と肘関節を動かして痛がり方をみます．保護者に抱いてもらいながら行うとよいでしょう．

2 骨折の有無の推定に有用な臨床所見

　明らかに前腕遠位が変形している場合や皮下血種が強く骨折が疑われる場合は，患者さんに苦痛を与えるため圧痛点を探る必要はありません．視診で変形や腫脹が目立たない場合は，患者さん本人にどこが痛いかを指さしてもらうと疼痛部がわかることがあります．それでもわかりにくい場合は，圧痛点を探していきます．

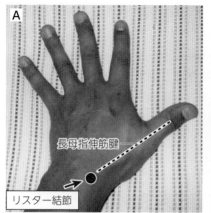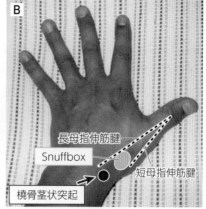

図1 圧痛点の検索（橈骨遠位端骨折を疑う場合）
A）リスター結節の触診． B）橈骨茎状突起の触診．

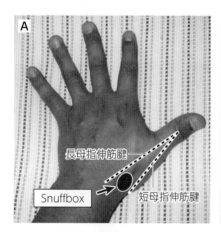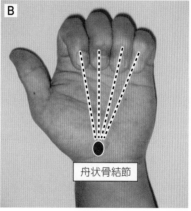

図2 圧痛点の検索（舟状骨骨折を疑う場合）
A）Snuff box の触診． B）舟状骨結節の触診．

❶ 症例1

　橈骨遠位端骨折を疑いますので**橈骨遠位部の圧痛を探します**．長母指伸筋を近位においかけていくと橈骨を触れ，その部位より橈側に結節を触知し，それをリスター結節と呼びます（図1）．また，後述のSnuffboxの近位に骨を触れ，それが橈骨茎状突起です（図1）．**橈骨遠位端骨折を疑った場合には，リスター結節，橈骨茎状突起を触診します**．橈骨遠位部に圧痛がない場合，**舟状骨骨折を疑い短母指伸筋と長母指伸筋間のSnuff box，第2〜5指の延長上にある舟状骨結節を触診します**（図2）．手関節以外で手指・肘関節・肩関節外傷を疑う場合には，手指の屈曲・伸展，肘関節の屈曲・伸展，肩関節の内外旋を行います．急性期の骨折や脱臼の場合には動作で激痛を訴えるもしくは，動かすことすらままならない状況が多いです．

❷ 症例2

　前述のとおりですが，小児では保護者に抱いてもらいながら**優しく手関節，肘関節を動かして疼痛の程度を確かめ，左右で比較**します．

　肘関節の可動域は，一般の人では伸展0度，屈曲150度程度はあります．今まで普通に肘関節が動いていた人が，受傷後に疼痛で肘関節完全伸展ができない，肘関節屈曲時，疼痛のため指で肩をつかめない場合には，何らかの損傷が肘関節内，もしくは周囲にある可能性が高いです．

3 単純X線写真のオーダー方法と見るべきポイント

❶ 症例1

　症例1では，橈骨遠位端骨折を疑っており，**手関節2方向（正面，側面）をオーダー**します．骨折を疑った場合のX線オーダーは，少なくとも正面・側面の2方向で行います．判断が難しい場合には2方向の斜位を追加して4方向で撮影することで骨折がわかることもあります．明らかに転位のある骨折は誰が見てもわかりますが，転位の少ない骨折ではしっかり見ないと見落とします．X線を見る場合は，**疼痛部，圧痛部での皮質骨骨輪郭を見て，皮質骨の連続性が途絶していないかを入念に確認**します．

　症例1で橈骨遠位端骨折が否定的な場合，舟状骨骨折の可能性があります．舟状骨骨折は見逃しの多い骨折といわれています．見逃しが多い骨折であることを念頭に入れておくことが非常に重要です．舟状骨骨折はX線・CTで骨折を特定することが難しいことがあり，MRIでのみ骨折がわかることがあります．手をついて受傷し，Snuff box，舟状骨結節に圧痛がある場合には，X線やCTで明らかな骨折が指摘できない場合でも，**骨折の可能性は否定できないことを患者さんに説明する必要があります**．「骨折はありません」と断言することは避けてください．

❷ 症例2

　症例2で肘関節の疼痛を訴える場合には上腕骨顆上骨折を疑い，**肘関節2方向（正面，側面）をオーダー**します．小児では骨端線が残存しており骨折との区別が難しい場合があるため，**左右両方のX線を撮影し比較することで骨折部を特定できることがあります**．筆者は骨端線が閉じていない小児では左右両方を撮影しています．骨端線が閉じているかどうか迷う年齢の場合には，まず患側を撮ります．その際に，骨端線がある場合には健側を再度撮影することを前もって説明しておくことが重要です．最初から両側のX線を撮影する場合でも，その目的をしっかりと本人と親に説明し同意を得ておく必要があります．

　救急患者を受ける施設では，夜間であってもCT撮影ができることが多いと思います．場合によっては3D構築までその場で行ってもらえる施設もあります．CTはX線と比較して情報量が多いため，X線で判断に迷う場合には被曝に関してのインフォームドコンセントを行えばCT撮影を行ったほうがよいと思います．しかしながら，**CTを撮影しても骨折が**

はっきりしない場合，臨床所見として疼痛や圧痛が強い場合には先述と同様に「骨折はありません」と断言することは避けてください．あくまで，今目の前にあるX線とCTで骨折が指摘できないということであり，MRIや経時的なX線・CT評価で骨折がわかることがあります．

近年では超音波診断装置の診断能力が向上しているため，骨折自体や骨折に伴う関節内血種の存在が超音波でわかります．骨関節・軟部組織のエコーに関しては他稿で解説しています〔「骨関節・軟部組織のエコー」（p.2632）参照〕ので，そちらで学んでいただければと思います．

4 整形外科コンサルトが必要な場合

開放骨折の場合には整形外科へ緊急コンサルトが必要となります．後述しますが，**骨折であれば整形外科へコンサルトする方がよいと思います**．また，診断がつかなくても臨床所見で骨折を疑っていれば，その時点でシーネ固定が必要となります．どのように固定すべきかわからず固定せずに帰宅させる，というようなことは避けて，整形外科へコンサルトしてください．固定しないと骨折部の転位が増大して，保存的加療で治療できる骨折を手術が必要な骨折にしてしまう可能性があります．

❶ 症例1

症例1の橈骨遠位端骨折の場合，転位が大きければ徒手整復し固定が必要となります（図3）．研修医の皆さんが麻酔を行い徒手整復し固定を行うことは求められません．ゆえに，**橈骨遠位端骨折がある場合には整形外科へコンサルト**を行ってください．

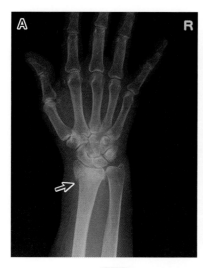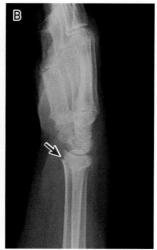

図3 橈骨遠位端骨折
A）X線正面像，B）X線側面像．
➡：骨折部．

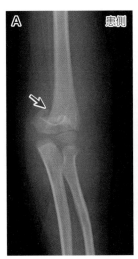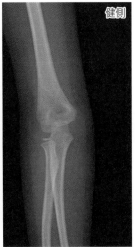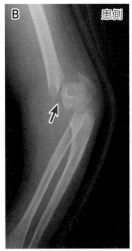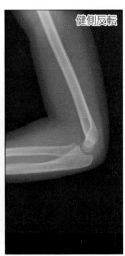

図4 上腕骨顆上骨折（患側と健側）
A）X線正面像，B）X線側面像.
➡：骨折部.

❷ 症例2

　症例2の上腕骨顆上骨折では，必ず整形外科へコンサルトを行ってください．転位が大きい場合には，上腕動脈損傷や神経麻痺が生じることがあります（図4）．動脈損傷で阻血を起こした場合の機能障害はきわめて予後不良であるため，緊急手術を行うことがあります．また，受傷時点で動脈損傷がなくても，仮性動脈瘤や血栓で経時的に動脈閉塞が進行する場合もあります．中途半端な固定を行い，帰宅させることは絶対に避けてください．

> **整形外科に緊急でコンサルトが必要な場合**
> ・明らかな骨折
> ・骨折を強く疑う場合・シーネ固定が必要な場合

おわりに

　本稿では，手をついて受傷された患者さんへの対応について解説いたしました．乳幼児から高齢者まで幅広い年齢層への対応が求められますが，診療を重ねるうちに年代に応じた外傷を想起できるようになると思います．本稿の内容が少しでも皆様のお役に立てれば幸いです．

■ 引用文献

1）「橈骨遠位端骨折診療ガイドライン 2017 改訂第2版」（日本整形外科学会，日本手外科学会/監），南江堂，2017

■ 参考文献・もっと学びたい人のために

1）「小児骨折治療〜外傷整形外科医と考える基本から難治症例まで」（松村福広/著），南江堂，2021

Profile

西頭知宏（Tomohiro Saito）

自治医科大学 整形外科 講師
自治医大整形外科は外傷，関節外科，脊椎外科，小児整形外科の4
チームに分かれており，それぞれのチームで幅広い知識と技術を習得
することができます．初期・後期研修でぜひ一緒に学びましょう．

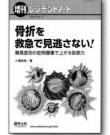

【遭遇頻度の高い主訴から考える，基本的な診かた】

足首をひねった

藤井達也

①受傷機転が「内反」か確認し，オタワアンクル＆フットルールに沿って受傷部位を推定する

②単純X線検査は推定受傷部位が足関節なら足関節2方向を，第5中足骨なら足部2方向をオーダーする

③緊急コンサルトが必要なのは，開放骨折，神経血管損傷に加え，亜脱臼以上の転位である

■ はじめに

　足首をひねったときいて思い浮かべるのは，「足関節捻挫（前距腓靭帯損傷）」ではないでしょうか．ついスポーツ外傷と思われがちですが，救急外来でよく経験するもののなかには，「路上を歩いていて段差でひねった」や「階段を降りていてひねった」という病歴です[1]．こういった患者さんが来院した際，足関節捻挫だけが鑑別疾患でしょうか．それだけではありません．ほかにも骨折があります．具体的には「足関節骨折」，そして救急外来で見逃されがちなのが，「第5中足骨基部骨折」です．

　ここでは，足首をひねったという患者さんを救急外来で診るときに，どのようにアプローチするのかを受傷機転，受傷部位推定のための診察方法，単純X線検査のオーダー・読影方法，緊急コンサルトという切り口で解説します．

受傷直後は歩けていたとのことですが，あなたならどのように診療をはじめますか？

1 受傷機転

まず確認するのは受傷機転です．足関節の構造として起こりやすいひねり方には大きく2パターンあります．

① 内反（図1）
② 過底屈（足首がアクセルを踏む方向に曲がりすぎてしまった）

内反が大半ですが，過底屈でないことを確認します．もちろんどうひねったかわからないと言われることもあります．そのときは自分の足を内反させて「こうひねりました？」ときいてみると答えてもらえることがあります．

ここがポイント

内反の病歴は自分の足で実演して聴取する．

今回は取り扱いませんが，過底屈では第1〜5中足骨骨折やリスフラン関節損傷も鑑別にあがってきます．内反だと思って診察を進めていくなかで合わない点が出てきたら，もう一度受傷機転に立ち戻って考え直してみましょう．

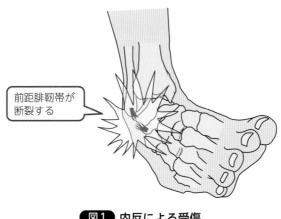

前距腓靭帯が断裂する

図1 内反による受傷
文献2を参考に作成．

2 診察の進め方

受傷機転が内反だとわかったら，次は診察で受傷部位を推定していきます．主な鑑別診断は足関節捻挫，足関節骨折，第5中足骨基部骨折です．

ここで使うのは「オタワアンクル＆フットルール」です（図2）[1, 3, 4]．これは足関節周辺の骨折を除外するためのツールで，図2の@〜@いずれかに圧痛があったり，痛みのために荷重できない（足に体重がかけられない）場合には骨折を疑い単純X線検査を行うというものです．正確には，「@〜@いずれにも圧痛がなくて，荷重できれば単純X線撮影は不要」というように使用します．なぜ@〜@の部位を触診するのかというと，足関節周辺の外傷における骨折の好発部位だからです．

> **ここがポイント**
> ....
> 足関節外傷で使うのは「オタワアンクル＆フットルール」．

もちろん診察部位はこの骨折好発部位だけではありません．最も重要なのが，オタワルールの「@の外果後方」とルールにはない「外果前方」の触り分けです．捻挫の場合には外果後方に圧痛はなく，前方に圧痛を認めます．

これは腓骨遠位の骨折がなく，腓骨の前面についている前距腓靱帯の損傷だけがあることを示しています．後方に圧痛があったり，はっきりしない場合は単純X線検査に進みます．

救急外来で見逃されがちなのが図2の©，第5中足骨基部の圧痛です．ここは腓骨筋の付着部であり内反すると筋に引っ張られ骨折を起こす部位です．必ず圧痛を確認しましょう．

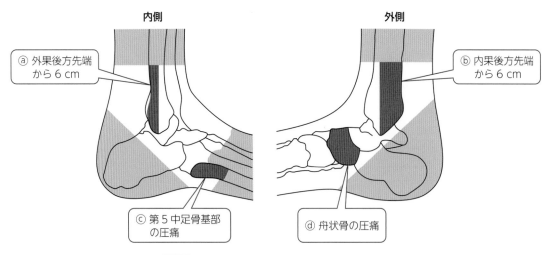

図2 オタワアンクル＆フットルール[1, 3, 4]

3 X線オーダーと読影ポイント

受傷部位が推定できたら単純X線検査です．ここは非常にシンプルです．

① 足関節骨折を疑う（オタワルール ⓐ，ⓑ）→足関節2方向（正面，側面）
② 第5中足骨基部骨折を疑う（オタワルール ⓒ）→足部2方向（正面，斜位）

とオーダーします．図2の ⓓ の舟状骨骨折を疑う際も足部2方向となります．読影は皮質骨の連続性を追いかけます．特に推定受傷部位周辺は念入りに確認を行うと見逃しが減ります[5]．

 ここがポイント

単純X線検査の読影は皮質骨の連続性を追う．

また，足関節骨折のパターンを知っているとより読影しやすくなります．図3は整形外科医なら誰でも知っている足関節骨折のＡＯ分類です[6]．おおむねこの9種類の骨折に近

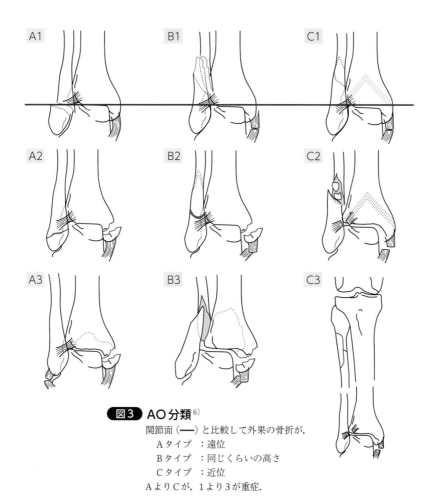

図3 AO分類[6]

関節面（——）と比較して外果の骨折が，
　Ａタイプ：遠位
　Ｂタイプ：同じくらいの高さ
　Ｃタイプ：近位
ＡよりＣが，1より3が重症．

い折れ方をします．AよりもCが，1よりも3が重症です．この分類のように，外果と内果を中心に読影します．

　典型的な足関節骨折の単純X線写真は図4，5の通りです．矢印（➡）で示すように外果，内果を中心に皮質骨の連続性を読影します．

　参考までに足部2方向のX線は図6，7に示す通りです．この症例では第5中足骨基部に骨折線を認めます．

　単純X線検査で骨折を指摘できなくても，否定することはできません．特に強い荷重時痛があったり，図2のⓐ，ⓑに圧痛がある場合には注意が必要です．救急外来の現場で必ず守ってほしいのは「骨折がない」とは言わないということです．私自身「今回のレントゲ

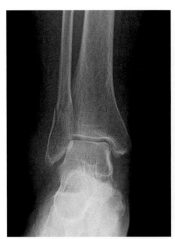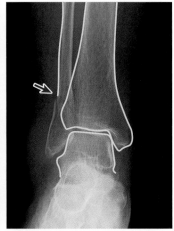

図4 足関節X線正面像（右足関節骨折）
内果・外果に骨折線を認める（➡）．AO分類B1.

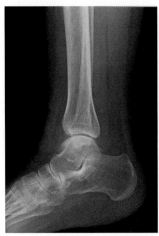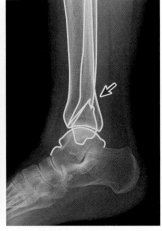

図5 足関節X線側面像（右足関節骨折）
図4と同症例.

ンでは明らかに骨折しているところはわかりません．ただ1週間以上痛みが続いたり今日より痛みが悪化する場合は後から骨折がみつかることもあります」と説明しています．

ここがポイント

救急外来では「骨折がない」とは言わないこと．

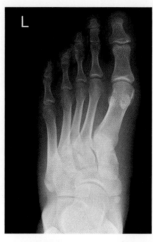 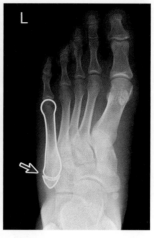

図6 足部X線正面像（第5中足骨基部骨折）

第5中足骨基部に骨折線を認める（➡）.

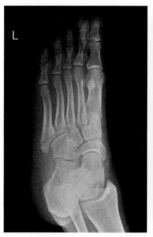 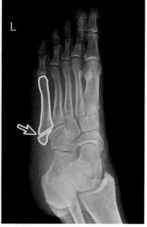

図7 足部X線側面像（第5中足骨基部骨折）

図6と同症例.

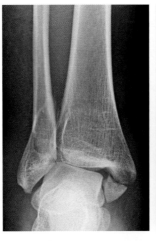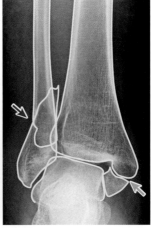

図8 足関節X線正面像（右足関節骨折）

足関節の亜脱臼を認める（➡）．AO分類B3.
文献7より転載.

4 緊急コンサルト

一般的に次の3つが整形外科コンサルトの基準です．

① 転位のある骨折（亜脱臼以上）
② 開放骨折（骨折部とつながる挫創がある場合）
③ 神経血管損傷（足関節以遠の感覚障害や色調不良，足背動脈触知困難など）

これらを疑うときは緊急でコンサルトが必要です．ただ，現場で困るのは，①の「転位」がどのくらいのことを指すのかということです．

足関節骨折に限っていえば，足関節に亜脱臼以上の転位を認めれば緊急コンサルトとするとわかりやすいと思います．というのも，**亜脱臼以上の転位ではギプスシーネ固定で待機できず，緊急手術となる可能性がある**からです．図8，9は足関節の亜脱臼を認める足関節骨折です．距骨が正面では外側に，側面では後方に亜脱臼しています（➡）．緊急コンサルトが必要です．図4，5も同じく内果外果に骨折線を認めますが，亜脱臼はしておらずギプスシーネ固定で待機できる可能性があります．

 ここがポイント

足関節に亜脱臼以上の転位を認めれば緊急コンサルト．

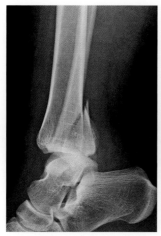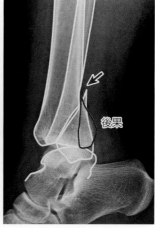

図9 足関節X線側面像（右足関節骨折）
図8と同症例．後方に亜脱臼（後果）を認める（➡）．
文献7より転載．

おわりに

　ここまで「足首をひねった」という主訴で来院した患者さんへのアプローチ方法について解説してきました．診療に正解はありませんが，エビデンス，そして現場経験から見逃しが少なく，医学的にも私たち医師にとってもリスクの低い方法を紹介しました．これを習得して明日からの救急外来で自信をもって診療に臨みましょう．

　最後に，診断がついたら治療です．骨折を否定できない場合は初期治療でギプスシーネ固定を行います．シーネについては「シーネ固定」（p.2649）をご参照ください．

引用文献

1）Barelds I, et al：Diagnostic Accuracy of Clinical Decision Rules to Exclude Fractures in Acute Ankle Injuries：Systematic Review and Meta-analysis. J Emerg Med, 53：353-368, 2017（PMID：28764972）
　↑足関節外傷に対するクリニカルルールの感度特異度に関する文献．

2）Czajka CM, et al：Ankle sprains and instability. Med Clin North Am, 98：313-329, 2014（PMID：24559877）
　↑足関節捻挫に関して身体所見や長期合併症について記載されている．

3）Stiell IG, et al：Implementation of the Ottawa ankle rules. JAMA, 271：827-832, 1994（PMID：8114236）
　↑オタワアンクル＆フットルールについて再検証したJAMAの文献．

4）Bachmann LM, et al：Accuracy of Ottawa ankle rules to exclude fractures of the ankle and mid-foot：systematic review. BMJ, 326：417, 2003（PMID：12595378）
　↑オタワアンクル＆フットルールの精度に関するBMJのシステマティックレビュー．

5）Sarwar A, et al：Graphic representation of clinical symptoms：a tool for improving detection of subtle fractures on foot radiographs. AJR Am J Roentgenol, 203：W429-W433, 2014（PMID：25247972）
　↑読影単独より臨床所見で疼痛部位がわかっていた方がX線読影精度が上がったという文献．

6）Marsh JL, et al：Fracture and dislocation classification compendium - 2007：Orthopaedic Trauma Association classification, database and outcomes committee. J Orthop Trauma, 21：S1-133, 2007（PMID：18277234）
　↑AO/OTA分類のJOT原著．

7）「フローチャート整形外科診断」（藤井達也／著），中外医学社，2020
　↑整形外科的主訴に対する診断をフローチャートで解説した書籍．初期研修医・非整形外科医向け．

参考文献・もっと学びたい人のために

1）AO Surgery Reference：Adult trauma：
　https://surgeryreference.aofoundation.org/orthopedic-trauma/adult-trauma
　↑AOはスイスにある骨折治療の研究グループで，世界中でAOが作成した分類や治療法が実践されている．これはスマートフォン／webアプリで骨折の診断，治療法，アフターケアについてまとめられている．

2）T&Aマイナーエマージェンシー：https://minoremergency.club/
　↑T＆AとはTriage & Actionの略で，「動きながら考える」をモットーに，救急初療を学ぶコース．皮膚科，眼科，耳鼻科，整形外科の主に（一次）救急外来で出合う外科系救急疾患を，それらを専門としない医師でも適切に緊急度を判断し，対応できるということを目標としている．

Profile

藤井達也（Tatsuya Fujii）

アンカークリニック船堀 整形外科
東京都江戸川区という都市でありながら医療が行き届いていない現場で「必要な医療を必要な人に」を掲げて救急クリニックで診療しています．整形外科外来研修受け入れておりますのでぜひご一報ください．

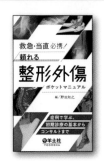

【遭遇頻度の高い主訴から考える，基本的な診かた】

高齢者が尻もちをついた

松澤　岳

① 腰が痛くても受傷部位が「腰椎」とは限らない！

② 股関節が痛いときには大腿骨近位部骨折を疑う

③ 骨粗鬆症の治療をしているから大丈夫，とは限らない！

④ どこも折れていないのにそんなに痛いはずがないでしょ！ と決めつけてはいけない

はじめに

　高齢者の転倒はときに重症であり，生命にかかわることもあります．転倒によって怪我をした後に1人で活動できなくなることもあります．2019年の厚生労働省による報告では，要介護者の介護が必要となった原因として転倒・骨折が認知症，脳血管疾患，に次いで3番目に多く12％に上るとされており[1]，転倒予防は医療経済の面でも重要な問題として日本でもとり上げられています．転倒事故の半数近くは自宅で発生しており，また高齢者は同一平面上での転倒も多いため，住み慣れた環境での転倒予防の重要性が見直されてきています．

　転倒時の受傷部位は，転びそうになったとき，とっさに手が出るか，尻もちをつくか，何かにぶつかりながら転倒するか，といった違いで変わります．脆弱性骨折※の受傷部位は椎体27％，手関節19％，股関節14％，骨盤7％であるとの報告があり[2]，尻もちで受傷するもので半数近く占められていました．今回はその高齢者の尻もちでの受傷が多い椎体骨折，大腿骨骨折，骨盤骨折についてみていきましょう．

※ 骨量が低いために，外傷ではない軽微な外力（例えば立った状態から転ぶなど）によって発生する骨折を脆弱性骨折と呼びます．

椎体骨折

1) 椎体骨折とは？

　尻もちのほかに，物を持ち上げたとき，立ち上がるとき，あるいは知らないうちに椎体骨折を生じることもあります．椎体の骨折によって脊椎が変形したり，骨癒合が得られず偽関節になると，慢性腰背部痛の原因となります．圧壊が高度で骨片が神経を強く圧迫すると下肢の麻痺を生じてしまいます．

2) 症状

　骨折部に一致した腰背部の痛みが主な症状ですが，**臀部などへの放散痛を生じたり，骨折した椎体とは異なる高さに痛みを感じることもあるので注意が必要**です．仰向けによって痛みが強くなることもあります．

3) 検査

　まず単純X線写真で確認することになり，**骨皮質の連続性が絶たれている部位があれば椎体骨折と判定できます**．ただし，前壁の損傷はわかりやすいことが多いものの，後壁の損傷は発見しにくいこともあります（図1）．椎体骨折の好発部位は胸腰椎移行部です．「腰が痛い」と言われても，腰椎単純X線写真の上端に写っている上位腰椎や下位胸椎まで見ておきましょう．しかし，高齢者では圧壊した椎体が多かったり，変性が強く画像が不鮮明であったり，わかりにくいこともしばしばあります．診断が困難な場合はCTであれば

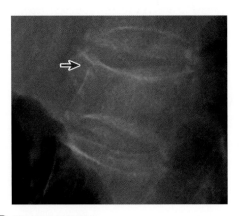

図1 椎体骨折新鮮例
単純X線写真側面像で椎体前壁の皮質骨の連続性が断たれている（➡）．後壁の損傷も疑われるが，前壁ほど明確ではない．

椎体の骨折線が見やすくなります．さらにMRIの場合，新鮮例ではT1強調像の椎体に限局したその一部あるいは全体の低信号とSTIR像で同領域にほぼ一致した高信号領域がみられるため，診断に有用です．

4）治療

椎体骨折新鮮例は保存的治療が基本ですが，未介入でよいというわけではありません．安静が保てないと痛みが強くて「入院させてくれ」とお願いされることもしばしばです．椎体骨折症例では早期離床により偽関節が3割以上に発症したとの報告もあり[3]，入院を検討する必要に迫られることもあります．

5）ここがピットフォール

症例1（図2）

75歳女性．骨粗鬆症と診断されている．尻もちをついてから腰が痛いため歩いて救急外来を受診した．単純X線写真は不鮮明であり，変形した椎体も多く，新たな病変か陳旧性の病変か評価が困難であったが，歩行可能であったため鎮痛薬を処方されて帰宅となった．その後腰痛が増悪し，2週間後に整形外科外来を受診した．CTとMRIで第4腰椎の圧迫骨折新鮮例と診断され，初診時よりも椎体が圧壊している可能性があったため，安静を保つために入院となった．

［解説］

椎体骨折は単純X線写真で圧潰がみられない場合に骨折の有無が判断できず，また椎体の異常があったとしても，それが新鮮病変か陳旧性病変かの判定が困難です．このような場合にはCTやMRIが有用ですが，検査のハードルが高い病院では急いで詳しい診断がつけられないため，迷ったら専門医へ相談，または入院，という判断も必要です．

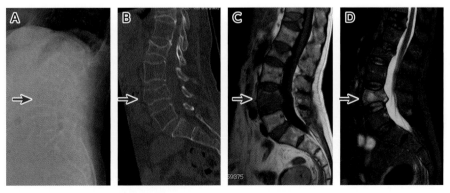

図2　症例1：第4腰椎圧迫骨折
A）初診時：腰椎単純X線写真側面像，B）再診時：CT矢状断像．C）再診時：MRI T1強調矢状断像，D）再診時：MRI STIR矢状断像．
単純X線写真は撮影条件が悪く不明瞭な画像であり，かつ多椎体に異常がみられている．再診時の画像ではL4にCTでの後壁損傷やMRIでの信号強度の変化がみられており，また初診時と比較して椎体の圧壊が進行している（➡）．ほかの椎体はMRIでの所見に乏しく，陳旧性の変化が疑われた．

2 大腿骨近位部骨折

 ここがポイント

「尻もちをついて股関節が痛い」ときにまず疑う骨折です.

1) 大腿骨近位部骨折とは？

大腿骨近位部骨折は発生数が多く，2012年には日本国内でその数175,700例であったと報告されています[4]．発生理由は転倒が74％で最多です[5]．

2) 検査と分類

単純X線写真で診断がつきやすい骨折です．転位の少ない骨折や細かな手術計画を立てる場合にはCTやMRIで精査することもあります．関節包内骨折である頸部骨折と関節包外骨折である転子部骨折に分けられ，75歳未満では頸部骨折，75歳以上では転子部骨折の発生が多いと報告されています[5]．頸部骨折にはGarden分類[6]が用いられることが多く，不完全骨折で骨頭が外反位をとるstage I，完全骨折だが転位がないstage II，転位のある完全骨折で近位骨片が内反しているStage III，完全骨折で転位の大きいstage IVのいずれかに分類しますが（図3），この分類は検者間の一致率が低いため，非転位型（Stage IとII）と転位型（Stage IIIとIV）の2つに分類したほうが有用だろうとの指摘もあります[7]．転子部骨折にはさまざまな分類がありますが，現在はAO/OTA分類が多く用いられています．

骨折部のずれ（転位）が大きい場合には体動時や股関節を動かしたときの激痛があり，また患肢の短縮を生じることもあるため，これらの身体所見が診断の助けとなります．一方，骨折部に転位がない，あるいは，あってもごくわずかである場合は，痛みや視診上の異常が少なく，わかりにくいこともあるので要注意です．

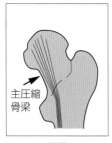 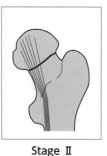 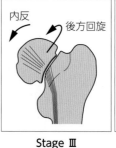 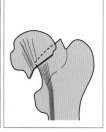

正常	Stage I	Stage II	Stage III	Stage IV
	非転移型※		転移型※	

図3 Garden分類[6]

Stage IとIIを非転位型，Stage IIIとIVを転位型として分類しなおすと，治療法の選択に直結しやすい.
文献8より引用，※の文字を追加.

3）治療

手術すれば早期に荷重できることが多いため，内科的な問題がなく可能であれば，早めの手術が勧められます．頸部骨折の非転位型や転子部骨折では骨折部を癒合させる手術方法（骨接合術）が選択されるのに対して，頸部骨折の転位型では癒合不全や骨頭壊死や骨頭圧壊を生じる頻度が高いことから人工物置換術を選択することが推奨されています[8]．**非転位型で痛みが弱い場合，骨折に気が付かずに歩行を続けた結果転位型に進行してしまうこともあります**．人工物置換術は手術侵襲が大きく，骨接合術よりもリスクが大きいため，非転位型の症例は重症化する前にみつけて対応したいところです．

4）ここがピットフォール

症例2（図4）

80歳女性．尻もちをつくように転倒し，左股関節痛を主訴に救急外来を受診した．単純X線写真とCTの所見から，左大腿骨大転子頂部に転位の少ない骨折線がみられるのみと評価された．杖使用での歩行可能と説明され帰宅となった．翌日痛みが強く歩行困難であるため整形外科外来を受診した．MRIで精査したところ骨折線が荷重部に広がる不全骨折が明らかとなった．

［解説］

荷重部に骨折線がありましたが不全骨折です．治療方針は本人と相談して，早期の荷重希望があったため手術となりました．大転子の一部にしか骨折がないと思っても，MRIで骨折線の広がりが明らかになることがしばしばあります．**小さな骨折だと思っても専門医へ相談しましょう．**

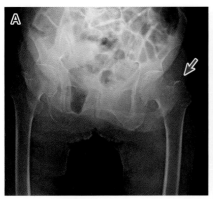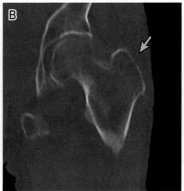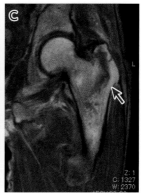

図4 症例2：左大腿骨転子部骨折
A）股関節単純X線写真正面像，B）CT冠状断像，C）MRI T1強調冠状断像．
単純X線写真では大転子頂部のみの骨折と判断し（➡），CTでも同様の所見であると思われても（⇨），MRIで広く骨折線が明らかになることがある（➡）．

3 大腿骨非定型骨折

ここがポイント

> 骨粗鬆症の治療をしているから大丈夫, とは限りません.

1) 大腿骨非定型骨折とは?

　大腿骨には, 米国骨代謝学会 (ASBMR) のタスクフォースによって定義されている非定型骨折と呼ばれる骨折があります[9]. 尻もちのように軽微な外傷によって大腿骨小転子遠位部直下から顆上部直上までに生じる骨折であり, 発症リスクに関する検証はいまだ不十分ではあるものの, 骨粗鬆症治療薬, プロトンポンプ阻害薬, ステロイド製剤などの薬剤の関与が疑われています.

2) 検査

　単純X線写真で骨折部は明らかにわかりますが, 骨折部の形が特徴的であり, 横骨折, 皮質の肥厚が強い, 鳥のくちばしのような形 (beaking) など, よく見る骨折の形とは違う印象をもつと思います (図5). また, 骨折している部位のほかに, その反対側にも特徴的な形がみられることがあります. CTやMRIで骨折した大腿骨とは反対側の不全骨折がみつかることがあります.

3) ここがピットフォール

症例3 (図5)

　75歳女性. 骨粗鬆症治療薬を5年以上継続して内服しており, 両下肢に慢性的な痛みを抱えていた. 尻もちをつくように転倒し, 動けないため救急搬送された. 左大腿骨骨幹部骨折がみられたが, 骨折していないと思われた反対側の大腿骨も彎曲の強い特徴的な形態であり, それに加えて骨皮質の "beaking" と不全骨折がみられた.

[解説]

　左大腿骨は手術を行い, 偶発的にみつかった右大腿骨の不全骨折もPTH製剤の投与で治療を行ったところ, 両側とも下肢の痛みは消失しました. ひょっとすると「尻もちをついて骨折した」のではなく「骨折した痛みで転倒して尻もちをついた」可能性があります. 骨粗鬆症の治療歴が長く, 原因が明らかではない痛みを訴える症例は「骨折予備軍」かもしれません. 折れていないと思っても特徴的な形態がみられたら専門医へ相談してみてもよいでしょう.

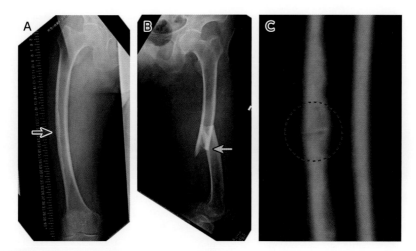

図5 症例3：左大腿骨骨幹部非定型骨折

A）右大腿骨単純X線写真，B）左大腿骨単純X線写真，C）CT冠状断像不全骨折部拡大図.
左大腿骨の骨折部皮質に"beaking"がみられるが（⇨），右大腿骨皮質にも"beaking"があり
（→），CTでは同部位に不全骨折がみられた（赤破線）.

4 骨盤脆弱性骨折

> 🔸 **ここがポイント**
> ....
> どこも折れていないのにそんなに痛いはずないでしょ！ と決めつけてはいけません.

1）症状

　　骨盤にも脆弱性骨折がみられることがあります. 腰から下肢にかけて, 痛みの部位は症
例によって多彩です.

2）検査・分類

　　単純X線写真で椎体や股関節に異常がないもののなかに骨盤脆弱性骨折が隠れているこ
とがあります. 単純X線写真で診断がつかない場合にはCTやMRIが有用です. 骨折の形
態と不安定性を加味したRommens分類が有名ですが[10], 専門的な領域なので分類の詳細
は割愛します. 分類名を知っているだけでも十分！ です.

3）ここがピットフォール

症例4（図6）

　79歳女性. 尻もちをつくように転倒し, どちらかといえば右の臀部が痛いため救急外来を受
診した. 単純X線写真では股関節に骨折がないため, 家で湿布を貼って様子をみるよう指示され
帰宅となった. 翌日痛みで体動困難なため救急車で再度来院した.

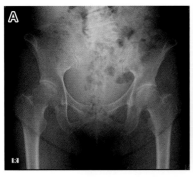 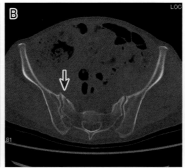 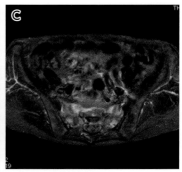

図6 症例4：仙骨脆弱性骨折

A）股関節単純X線写真正面像，B）CT像，C）MRI STIR強調横断像.

単純X線写真では骨折部の同定が困難である．CTでは仙骨右側に骨皮質の連続性が絶たれている部位があるものの（➡），見慣れていなければわかりにくい．MRIでは仙骨全体に信号強度の変化がみられるため骨折に気が付きやすい.

［解説］

　　CTで骨盤部を精査したところ仙骨に骨折がみられ，FFP Rommens分類Type Ⅱaと診断しました．MRIでは仙骨全体に信号強度の変化がみられていましたが，保存的治療を行い，受傷4週目から荷重開始，最終的には歩行器使用での歩行が可能となり，十分に改善した症例であったと思います．**骨折はない**，と思っても，痛みの訴えが強ければ**専門医へ相談**です．また，骨盤の安定性に影響しない恥骨のみの骨折の場合でも抗血小板薬や抗凝固薬を使用している高齢者では予想外に出血が多くなることがあるので注意が必要です.

■ おわりに

　　尻もちをついたときに考えたい骨折についてまとめました．一方，骨折しないように転倒予防を行うことも重要です．東日本大震災のときにも身体活動量の低下によって介護が必要になった高齢者が増加した可能性があると考えられていました．新型コロナウイルス感染症の感染拡大によって日本の高齢者は身体活動時間が3割程度低下していたとの調査報告があります[11]．社会情勢の変化が日常診療に影響することもあります．忙しい毎日ですが，世の中の動きにも目を向けて頑張ってください！

■ 引用文献

1）厚生労働省：2019年国民生活基礎調査の概況
　https://www.mhlw.go.jp/toukei/saikin/hw/k-tyosa/k-tyosa19/

2）Burge R, et al：Incidence and economic burden of osteoporosis-related fractures in the United States, 2005-2025. J Bone Miner Res, 22：465-475, 2007（PMID：17144789）

3）千葉一裕, 他：骨粗鬆症性椎体骨折に対する保存療法の指針策定 – 多施設共同前向き無作為化比較パイロット試験の結果より-. 日本整形外科学会雑誌, 85：934-941, 2011

4）Orimo H, et al：Hip fracture incidence in Japan：Estimates of new patients in 2012 and 25-year trends. Osteoporos Int, 27：1777-1784, 2016（PMID：26733376）

5）Committee for Osteoporosis Treatment of The Japanese Orthopaedic Association：Nationwide survey of hip fractures in Japan. J Orthop Sci, 9：1-5, 2004（PMID：14767697）

6）Garden RS：Low-angle fixation in fractures of the femoral neck. J Bone Joint Surg, 43：647-663, 1961

7）Parker MJ：Garden grading of intracapsular fractures：meaningful or misleading? Injury, 24：241-242, 1993（PMID：8325680）

8）「大腿骨頚部 / 転子部骨折診療ガイドライン 2021 改訂第3版」（日本整形外科学会 / 日本骨折治療学会 / 監, 日本整形外科学会診療ガイドライン委員会 / 大腿骨頚部 / 転子部骨折診療ガイドライン策定委員会 / 編）, 南江堂, 2021

9）Shane E, et al：Atypical subtrochanteric and diaphyseal femoral fractures：second report of a task force of the American Society for Bone and Mineral Research. J Bone Miner Res, 29：1-23, 2014（PMID：23712442）

10）Rommens PM & Hofmann A：Comprehensive classification of fragility fractures of the pelvic ring：Recommendations for surgical treatment. Injury, 44：1733-1744, 2013（PMID：23871193）

11）Yamada M, et al：Effect of the COVID-19 Epidemic on Physical Activity in Community-Dwelling Older Adults in Japan：A Cross-Sectional Online Survey. J Nutr Health Aging, 24：948-950, 2020（PMID：33155619）

Profile

松澤 岳（Gaku Matsuzawa）

いわき市医療センター 整形外科 科長
稀な組合わせですが，肩，股関節，足が専門です．専門と無関係に，ボートというスポーツの，とある社会人選手のコーチもしています．整形外科の仕事はスポーツの身体の動きの把握にとても役立つなと感じる毎日です．

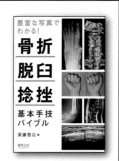

【遭遇頻度の高い主訴から考える，基本的な診かた】

交通事故に遭って首が痛い

岩井俊介

①重要なのは頸髄損傷と頸椎損傷（骨折や脱臼）の除外．これらを意識して診察しよう

②X線で椎体の骨折や脱臼が疑われたらCTを撮影しよう

③診断書の意義と交通事故の特殊性を理解しよう

■ はじめに

「交通事故に遭ってから首が痛い」という患者さんを診察することは少なくはないのでしょうか．海外のものではありますが，交通外傷で85％以上の方が後頸部痛を自覚したという報告[1] があります．いわゆる「むち打ち」とは医学的見地に基づいた病名ではなく，「頸椎捻挫」や「外傷性頸部症候群」といった病名を用います．事故後の後頸部痛のなかには見逃してはいけない脱臼や骨折も含まれています．今回は診察や画像読影のポイントと，治療，診断書の書き方，交通事故の特殊性について解説します．

1 診察の進め方

ズバリ，除外すべきは頸髄損傷と頸椎損傷（骨折や脱臼）です．これらを意識して頸部可動域や腱反射測定，徒手筋力検査などの身体診察を行います．頸髄損傷では，損傷された脊髄から遠位の運動・知覚障害が出現します．完全麻痺と不全麻痺という言葉があるように，症状の程度は人によって異なります．また，「中心性脊髄損傷」という病態があります．これは症状が下肢よりも上肢に多いことが特徴です．可動域は屈曲/伸展，側屈，回旋の3方向を記録します（正常値は屈曲60°，伸展50°，側屈：左右50°，回旋：左右60°）（図1）[2]．後述するCanadian C Spine rule（カナダ頸椎ルール）の項目に組み込まれている

ように，可動域制限の有無は非常に重要です．Jackson test や Spurling test などの疼痛誘発試験は，侵襲が大きいため控えるのが無難でしょう．

　リスクの高い患者をスクリーニングするための予測ツールとして，Canadian C spine rule や NEXUS rule が知られています[3]．2003年に発表された研究[4]では，前者の方が感度・特異度のいずれも高かったとの報告されました（**感度99.4%，特異度45.1%**），図2にCanadian C spine rule を紹介します．妊婦や脊椎疾患の既往（関節リウマチや脊柱管狭窄症，強直性脊椎炎など）のある患者は除外されていることには注意が必要です．

 ここがポイント

> 頚髄損傷と頚椎損傷（骨折や脱臼）を意識して診察を行う！

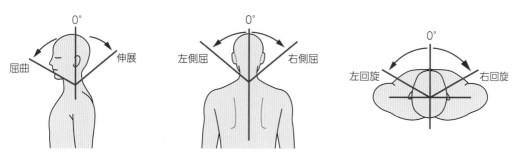

図1 可動域のチェック
正常値は屈曲60°，伸展50°，側屈：左右50°，回旋：左右60°．
文献2より抜粋して引用．

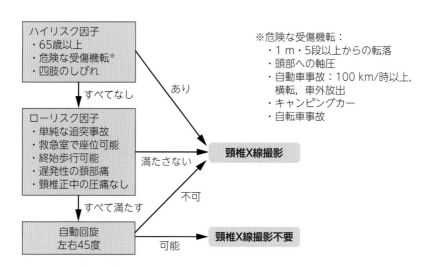

図2 カナダ頚椎ルール[3, 5]
頚椎X線撮影の不要な患者さんを除外するフローチャート．

2 画像のオーダーとみかた

　本邦ではまずは単純X線を撮影します．撮影方向は**正面，側面，開口位の3方向**です．最も情報量が多いのは側面像で，骨折や脱臼を見逃さないためには下記の確認が有用です．

【X線検査でみるべきポイント】

① 椎体や棘突起に骨折がないかの評価を行います．特に見逃しやすいのが**歯突起骨折**で，診断には**開口位**が有用です（図3）．

② 側面像では**椎体前縁・後縁，椎弓前縁，棘突起のアライメント**を見ます（図4）．明らかな完全脱臼であれば診断は容易ですが，Beyerらの報告[6]で，頸椎脱臼の12～16％が片側脱臼であったと記載があり，注意してアライメントを確認します．

③ atlanto-axial distance（AAD）：AADの正常値は成人では**3 mm未満**です[7]．開大があれば環軸椎脱臼を考えます（図4）．

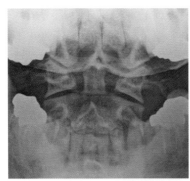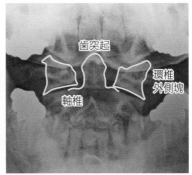

図3 頸椎X線（開口位）

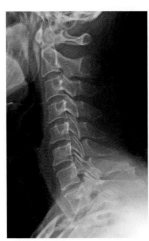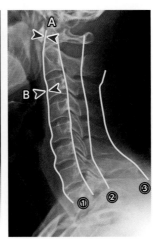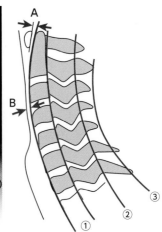

図4 頸椎X線（側面像）
A：atlanto-axial distance（AAD），B：retropharyngeal space.
椎体前縁・後縁（①），椎弓前縁（②），棘突起（③）のアライメントを確認する.

retropharyngeal space：retropharyngeal space 8 mm以上で異常とされ，血腫や椎体骨折を考慮します（図4）．

　これらの所見があれば，追加で頸椎CTを撮影します．頸椎骨折の評価には単純X線よりもCTの方が優れていたとの報告[8]があります（感度X線52 %，CT 98 %）．単純X線やCTで明らかな骨折や脱臼がなくても，「非骨傷性頸髄損傷」という病態があります．症状や身体所見で頸髄損傷が疑われる場合には，速やかにMRIを撮影すべきと考えます．

ここがポイント
　単純X線で前述の①〜③の所見があれば頸椎CTを撮影する！

3 治療

1) 疼痛に対する薬物治療

　疼痛が強く鎮痛薬を希望される方には以下を処方します．

【処方例】
・ロキソプロフェンNa（ロキソニン®）60 mg　1回60 mg　1日3回（毎食後）7日
　＋レバミピド　100 mg　1回100 mg　1日3回（毎食後）7日
・セレコキシブ（セレコックス®）100 mg　1回100 mg　1日2回（朝・夕食後）7日
・ロキソプロフェンNa（ロキソニン®）テープ50 mg　1日1回　2袋

2) 頸椎カラー

　頸椎カラーに関して，頸椎捻挫の診断であれば，早期運動療法での症状改善効果が報告されていること，むしろカラーは有害であることが示されています[9]．なるべく普段通りの生活を心がけてもらうように指導します．頸髄損傷，頸椎損傷が疑われたら，その時点で整形外科へコンサルトします．その場合には頸椎カラーは装着しておきます．

ここがポイント
　頸椎捻挫では頸椎カラーの使用はむしろ有害！

4 警察用の診断書

　交通事故では人身事故として警察に提出する診断書が必要です．必要な内容は診断名と治癒見込み期間です．病名は頸椎捻挫や外傷性頸部症候群などいくつかの呼び方が存在します．前者は生理的可動範囲を超えた頸椎部の軟部組織損傷，後者は頸椎の異変のみならず，種々の愁訴が加わる病態と定義されます．ここでいう治癒期間とは，実際の経過観察期間ではなく，加害者の行政処分を形式的に決めるための期間のことです．これにより違

表 警察用診断書に記載した治療期間と，これによって決まる加害者の違反点数

治療期間	不注意により発生した事故	左欄以外の場合
3カ月以上	13点	9点
30日以上3カ月未満	9点	6点
15日以上30日未満	6点	4点
15日未満	3点	2点

文献5より引用.

反点数が決まります．頸椎捻挫のみの場合には通常15日未満で記載します．違反点数の目安として，表を示します（6点で30日の免停）[10]．

 ここがポイント
診断書の治療期間は実際の経過観察期間ではなく，行政処分を決める形式的なもの！

5 交通事故の特殊性について

仮に第三者による障害の場合には自分は被害者であるという意識（心理的），また事故で休業をしても補償制度があることによる疾病利得など（社会的），さまざまな要素が交通事故診療に関与します．日本の補償制度では，自賠責保険の基準では日額4,300円，休業補償として日額6,100円支払われます[11]．さらに，後遺障害に対しては，等級ごとに慰謝料および逸失利益が支払われます．これらが治療経過に少なからず影響する可能性があります．

初期対応で大事なことは，**症状が増悪する場合には再診するように指示すること**，また**重篤感を与えすぎないような説明をすること**です．

おわりに

日常診療で多く経験する割に，今まであまり勉強することがなかった内容だったのではないでしょうか（特に警察用の書類や交通事故の特殊性に関して）．本稿が皆様の今後の診療に少しでも役立てば幸いです．

引用文献

1）Hincapié CA, et al：Whiplash injury is more than neck pain：a population-based study of pain localization after traffic injury. J Occup Environ Med, 52：434-440, 2010（PMID：20357684）

2）日本リハビリテーション医学会：関節可動域表示ならびに測定法改訂について（2022年4月改訂）. Jpn J Rehabil Med, 58：1188-1200, 2021

3）Saragiotto BT, et al：Canadian C‐spine rule and the National Emergency X‐Radiography Utilization Study（NEXUS）for detecting clinically important cervical spine injury following blunt trauma. Cochrane Database Syst Rev, 2018：doi：10.1002/14651858.CD012989, 2018（PMCID：PMC6494628）

4）Stiell IG, et al：The Canadian C-spine rule versus the NEXUS low-risk criteria in patients with trauma. N Engl J Med, 349：2510-2518, 2003（PMID：14695411）

5）手島隆志：追突事故に遭って首が痛い．G ノート，8：426-431，2021

6）Beyer CA, et al：Unilateral facet dislocations and fracture-dislocations of the cervical spine. J Bone Joint Surg Br, 73：977-981, 1991（PMID：1955448）

7）Rojas CA, et al：Reassessment of the craniocervical junction：normal values on CT. AJNR Am J Neuroradiol, 28：1819-1823, 2007（PMID：17893223）

8）Holmes JF & Akkinepalli R：Computed tomography versus plain radiography to screen for cervical spine injury：a meta-analysis. J Trauma, 58：902-905, 2005（PMID：15920400）

9）Teasell RW, et al：A research synthesis of therapeutic interventions for whiplash-associated disorder （WAD）：part 2 - interventions for acute WAD. Pain Res Manag, 15：295-304, 2010（PMID：21038008）

10）昭和三十五年政令第二百七十号 道路交通法施行令
https://elaws.e-gov.go.jp/document?lawid=335CO0000000270

11）金融庁，国土交通省：自動車損害賠償責任保険の保険金等及び自動車損害賠償保険責任共済の共済金等の支払い基準の一部を改正する告示．2019
https://www.fsa.go.jp/news/r1/hoken/20191212/02.pdf

Profile

岩井俊介（Shunsuke Iwai）

慶應義塾大学 整形外科
救急科専門医．
整形外科を考えている先生がいれば，いつでも見学に来てください！

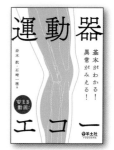

【遭遇頻度の高い主訴から考える，基本的な診かた】

急に関節が痛くなった，熱もある

陶山恭博

大前提：発熱＋関節炎では血液培養を採取する．そして，

① 発熱を伴う場合は細菌性心内膜炎，非淋菌性化膿性関節炎，淋菌性化膿性関節炎から

② 突然発症で歩けないなど「○○ができない」ほどの痛みであれば，痛風と偽痛風を疑う

③ 若年者における下肢優位の関節炎では，反応性関節炎を疑う

はじめに

　　発熱＋関節炎へのアプローチでは，1994年のNEJMの分類が参考になります[1]．熱は40℃を超えるか，発熱と関節炎の順番はどちらが先か，多関節炎であれば関節の痛みは移動していくか，関節腫脹は派手か，関節の痛みが派手か，朝のこわばりを伴うか，症状をくり返しているか，こうした病歴聴取から鑑別疾患を絞ることができます（表1）．本稿ではこちらには含まれていない，**発熱を伴う突然発症の関節炎**について，疾患のグルーピングに挑戦してみました．

【コラム：移動性関節炎】

　1つの関節炎が生じては消えて次の関節炎に移り，また症状が消えて次の場所が腫れるという「移動性関節炎」は鑑別疾患を絞るヒントになります．膠原病関連疾患では全身性エリテマトーデス，ANCA（antineutrophil cytoplasmic antibody）関連血管炎[2]がそのパターンをとるため，移動性関節炎であれば尿沈渣も追加して糸球体腎炎の有無を確かめましょう．

表1 発熱＋関節炎の鑑別疾患

40℃以上の発熱	成人Still病，化膿性関節炎，全身性エリテマトーデス
発熱が関節炎に先行	ウイルス性関節炎，ライム病，反応性関節炎，成人Still病，細菌性心内膜炎
移動性関節炎	急性リウマチ熱，播種性淋菌感染症，播種性髄膜炎菌感染症，ウイルス性関節炎，全身性エリテマトーデス，急性白血病，Whipple病
痛みの程度に比して関節の腫脹が目立つ	結核性関節炎，細菌性心内膜炎，炎症性腸疾患関連関節炎，巨細胞性動脈炎，ライム病
関節の腫脹に比して痛みが強い	急性リウマチ熱，家族性地中海熱，急性白血病，HIV感染症
リウマトイド因子陽性	関節リウマチ，ウイルス性関節炎，結核性関節炎，細菌性心内膜炎，全身性エリテマトーデス，サルコイドーシス，血管炎
朝のこわばり	関節リウマチ，リウマチ性多発筋痛症，成人Still病，反応性関節炎・ウイルス性関節炎の一部
対称性の小関節滑膜炎	関節リウマチ，全身性エリテマトーデス，ウイルス性関節炎
白血球増多症（15,000/mm^{3}以上）	化膿性関節炎，細菌性心内膜炎，成人Still病，血管炎，急性白血病
白血球減少症	全身性エリテマトーデス，ウイルス性関節炎
寛解と再発をくり返す	ライム病，結晶性関節炎，炎症性腸疾患関連関節炎，Whipple病，家族性地中海熱，成人Still病，全身性エリテマトーデス

文献1より引用.

症例

　25歳男性．38℃の発熱と右膝関節痛を主訴に紹介受診となった．診察をすると，右膝の著明な熱感，腫脹，疼痛があり歩行も困難だった[3]．

1 見逃せない感染症はまず3つから

　関節炎をきたす感染症を大別すると，**感染性心内膜炎，非淋菌性化膿性関節炎，淋菌性化膿性関節炎**，結核性関節炎となります．このうち結核性は慢性経過をたどることが多く"急に関節が痛くなった"とはなりにくいため，救急外来セッティングではまず前者3つからアプローチします．

1）やっぱり血液培養！

　感染性心内膜炎の44％には筋肉痛・関節痛・腰痛などの何らかの筋骨格系症状が合併し，26％では関節炎/滑膜炎を呈します[4]．また，化膿性関節炎であっても，関節液のみよりも血液培養とセットで培養を提出ことで起因菌の同定率が上昇します．そのため，"**突然発症の関節炎＋発熱は血液培養から**"，といっても過言ではないのです．

2）派手な関節炎では関節穿刺を考慮する

　非淋菌性化膿性関節炎を考慮するきっかけの1つは，臨床像の"派手さ"にあります．派手とは，40℃の発熱（表1），歩けない，関節の発赤，腫脹が著明，などが該当します．リ

表2 病歴から想定する非淋菌性化膿性関節炎の起因菌

基礎疾患	好発する起因菌	趣味や職業歴	想定されうる起因菌
関節リウマチ	黄色ブドウ球菌	水への暴露	*Biblio vulnificus*（淡水），*Streptococcus iniae*（〈養殖〉魚）*Erysipelothrix rhusiopathiae*（海水〈豚〉）*Aeromonas hydrophila*（汽水・淡水）*Mycobacterium marinum*（漁師や水産業，釣り針，水槽の清掃）
アルコール／肝炎	グラム陰性桿菌，肺炎球菌	ペット	カプノサイトガーガ属，*Pasteurella multocida*（犬，猫に噛まれた）*Bartonella henselae*（猫にひっかかれた）
悪性腫瘍	グラム陰性桿菌	異物刺傷	緑膿菌（釘が刺さった／踏んだ）*Sporothrix schenckii*（バラが刺さった）
糖尿病	グラム陽性球菌，グラム陰性桿菌（複合感染）	ガーデニング	ノカルジア属，*Pantoea agglomerans*，*Sporothrix schenckii*
異常ヘモグロビン症（鎌状赤血球など）	肺炎球菌，サルモネラ属（骨髄炎）	腐朽木材	*Blastomyces dermatitidis*（北米の一部の地域）
ヘモクロマトーシス	*Biblio vulnificus*（牡蠣），エルシニア属（人工関節）	生の乳製品子犬ブリーダー	ブルセラ属
全身性エリテマトーデス	莢膜のない細菌（ナイセリア，サルモネラ，プロテウス）	薬物乱用	緑膿菌，*Serratia marcescens*，黄色ブドウ球菌

文献5をもとに作成.

スク因子があること（高齢者，糖尿病，関節リウマチ，関節手術歴，人工関節，穿刺歴），起因菌もある程度想定できることから，その診断では病歴聴取も Key となります（**表2**）．**水曝露，ペット，土いじりの3点は要チェックです**．好発部位としては膝関節が多く，可能であれば関節穿刺を行います[6]〔手技については「関節穿刺・注射」（p.2642）を参照〕．

3) 淋菌性化膿性関節炎

淋菌性と非淋菌性を区別する実務的な理由は，**培養の提出方法が異なる**からです．淋菌は低温に弱く検体を冷蔵庫に入れると死滅して培養が生えなくなってしまいます．そこで，関節液の培養は淋菌用（冷蔵庫不可）と非淋菌用（冷蔵庫可）に分けて提出し，淋菌感染を疑う場合は尿の培養（冷蔵庫不可）±尿／分泌物の PCR を提出します．

淋菌性化膿性関節炎は，より厳密には，播種性淋菌感染症（disseminated gonococcal infection：DGI）における1つの症状です．DGIは，尿道や子宮頸部，直腸，咽頭粘膜などに付着した淋菌の1～3％が1日から数週間後に播種して全身症状を伴う菌血症の相（三徴は移動性関節炎＋腱鞘滑膜炎＋皮疹）となり，その50％が約1～2日後に淋菌性化膿性関節炎の相へ（膝関節炎が最多）移行します．**菌血症の状態では，移動性関節炎と腱鞘滑膜炎が診断の手掛かりとなります**．若年者など性的活動性の高い年代における関節炎では，解剖にこだわり関節炎 vs 腱鞘滑膜炎症を区別するとよいでしょう．

表3 関節液における培養・グラム染色の感度／特異度

起因菌	抗菌薬投与	培養		グラム染色	
		感度（%）	特異度（%）	感度（%）	特異度（%）
非淋菌性	なし	75〜95%	90%	50〜75%	きわめて高い
非淋菌性	あり	きわめて低い	低い	―	―
淋菌性	なし	10〜50%	―	<10%	―

文献8より引用.

【コラム：淋菌と肩関節痛】
　筆者は淋菌による骨盤内炎症性疾患の放散痛としての肩関節痛を経験したことがあります．横隔膜下の炎症は放散痛として肩の疼痛として自覚されることがあり，左肩はKehr徴候，右肩はphrenic shoulder painと呼ばれています[7].

4）検体は培養優先

　関節穿刺で関節液が十分に引けないこともしばしば経験されます．検体が一滴のみの場合は，グラム染色より感度が高い細菌培養を優先します．結晶性関節炎と思っても化膿性関節炎が潜むこともあるために，培養は重要です（表3）．文献的には，104例の化膿性関節炎のうち5.2%で結晶性関節炎がオーバーラップしていたと報告されています[9].

2 "突然発症" にこだわろう

　突然発症の関節炎＋発熱において痛みが激烈な場合は結晶性関節炎，すなわち，ピロリン酸カルシウム結晶沈着症（calcium pyrophosphate dehydrate deposition disease：CPPD症）と痛風も想起します．いずれもストレス（外傷，手術，感染，心筋梗塞，脳梗塞，くも膜下出血），脱水（心不全加療による利尿など含む），基礎疾患としての変形性関節症などが誘発因子となるため，クリニカルコースが重要です．

1）CPPD症による急性関節炎

　ピロリン酸カルシウムの沈着により生じるCPPD症，その臨床像は多岐にわたります（図）．このうち，偽痛風（Pseudogout）は，"突然発症" となります．4〜6時間で最大の痛みとなり，あたかも化膿性関節炎のように腫れあがり，単関節炎，多関節炎，移動性関節炎，付加的関節炎などさまざまなパターンをとります．基本的には高齢者（基本的に60歳以上）の疾患であるため，55歳未満で認めた場合は二次性疾患を考慮して4H，すなわち，副甲状腺機能亢進症（Hyperparathyroidism），低マグネシウム血症（Hypomagnesaemia），ヘモクロマトーシス／くり返す輸血歴（Haemachromatosis），低ホスファターゼ症（Hypophosphatasia）を検索します．

無症候性の CPPD症	変形性関節症に合併した CPPD症
画像検査で検出された石灰化	**関節破壊が進行した変形性関節炎**
5枚のX線写真　① 骨盤正面（恥骨結合の線維軟骨） パーフェクト　②③ 左右の手関節（三角靭帯） スクリーニング　④⑤ 左右の膝関節正面（関節裂隙）	**関節破壊のスピードが速い変形性関節炎**
CPPD症による急性関節炎	CPPD症による慢性関節炎
偽痛風	**関節リウマチや PMR と鑑別を要する CPPD症**
蜂窩織炎と鑑別を要する CPPD症	
骨折と鑑別を要する CPPD症	
原因不明の疾患（不明熱，原因不明の CRP 上昇，原因不明の貧血）	

図　ピロリン酸カルシウム結晶沈着症（CPPD症）の臨床像

PMR：polymyalgia rheumatica（リウマチ性多発筋痛症）
文献10をもとに作成.

【コラム：CPPD症を疑ったら5枚のX線でスクリーニング】
　X線は左右の手首と膝関節正面，および骨盤正面の5枚を撮影し，三角靭帯，関節裂隙，恥骨結合の石灰化を確認します．ただし，84歳以上では無症候性も含めて44％に石灰化が写るため[11]，石灰化がある＝急性のCPPD症とはなりません.

2）高尿酸血症による急性関節炎

　　痛風発作は，関節の不快感，ムズムズ感として自覚される前駆症状から24時間以内に激烈な痛みのピークに達します．有名な第一中足趾関節だけはなく，単関節炎〜多関節炎となります．発作は微熱を伴ったり，激烈な疼痛で歩行が困難になるため，救急外来で遭遇することもあります．臨床像としては**表4**のような項目が報告されています[12]．尿酸値が7 mg/dL以上だと発作は誘発されやすくなりますがその変動でも生じるため，尿酸値が正常範囲内でも否定はできません.

3）関節液と偏光顕微鏡

　　CPPD症も痛風も分類基準はあるものの，診断のゴールドスタンダードは結晶の証明です．関節液を偏光顕微鏡で観察するポイントとして，筆者は自作のゴロ，"ABC（Aligned, Blue, Calcium）で正解！"，で覚えるようにしています．すなわち，平行（Aligned）で青（Blue）だったらピロリン酸カルシウム（Calcium）！で正の複屈折を基本とすると，"垂直は黄色で尿酸結晶は逆"と判断できます（**表5**）．アミロイドーシスのアミロイド（コンゴーレッド染色で赤橙色）は偏光顕微鏡で複屈折となり，青りんご色になります〔顕微鏡写真は「関節穿刺・注射」図6（p.2647）を参照〕.

表4 痛風を疑う症状

項目	オッズ比 （95 % CI）
歩けないくらいの発作が最低1回ある	7.34 （1.17-46.06）
痛風結節	7.29 （2.42-21.99）
エコーでdouble contour sign	7.23 （3.47-15.04）
2週間で軽快する	3.35 （1.57-7.15）
血清尿酸値＞6 mg/dL	2.82 （1.37-5.81）
拇趾MTP関節に圧痛	2.28 （1.00-5.19）
拇趾MTP以外の足趾，足関節に圧痛	2.49 （1.26-4.90）
X線画像で骨びらんまたは嚢胞	2.30 （1.18-4.49）
24時間以内に最大疼痛	1.32 （0.71-2.47）

文献12より引用.

表5 関節液と偏光顕微鏡での観察ポイント

結晶の種類	屈折	色	その他
CPPD結晶	正の複屈折 (positive birefringence)	Z軸に平行のときは青，直交するときは黄	
尿酸結晶	負の複屈折 (negative birefringence)	Z軸に平行のときに黄，垂直のときは青	
BCP結晶 （塩基性リン酸カルシウム）	非複屈折 (nonbirefringent crystals)	ハイドロキシアパタイトは小さすぎて偏光顕微鏡では通常見えない．集まっていると，非複屈折の集合体となる	アリザリンレッド染色で確認
脂質結晶	マルタ十字 (Maltese cross)		脂肪成分があれば骨折を疑う

BCP：basic calcium phosphate（塩基性リン酸カルシウム結晶）

 ここがポイント

結晶の証明は「ABC（Aligned, Blue, Calcium）！」
→平行（Aligned）で青（Blue）→ カルシウム（Calcium）
　＝ピロリン酸カルシウム（垂直は黄）
→平行で黄＝尿酸結晶（垂直は青）

3 突然発症の関節炎で "下肢優位" であれば反応性関節炎も

1)「歩けない」ときに想起する反応性関節炎

　　　　脊椎関節炎グループの1つである反応性関節炎も，発熱＋突然発症の関節炎となります．先行感染後に急性発症の単〜非対称性の小関節炎が下肢の加重関節で優位に生じ，例えば，「膝や足首などが痛くて歩けない！」ということが受診の動機となります．反応性関節炎が

鑑別疾患の1つにあがれば，関節外症状である眼（ブドウ膜炎・結膜炎）や皮膚（結節性紅斑，膿漏性角化症，環状亀頭炎），腱付着部炎や指炎を探しにくことができます．

2) チェックする先行感染は下痢，性感染症（sexually transmitted disease），溶連菌感染症

病歴聴取では，1〜4週間前の先行感染を探ります．反応性関節炎は細菌性下痢（サルモネラ属，赤痢菌，エルシニア属，カンピロバクター属など）または自覚されないこともある尿道炎（*Chlamydia trachomatis*，保険の範囲では検査できない*Ureaplasma urealyticum*や*Mycoplasma genitalium*など），そして，溶連菌感染症などが誘因となります．稀な誘因としては，結核（Poncet病とよばれる）や膀胱癌などで使用するBCGの膀胱内注入，偽膜性腸炎の起因菌である*Clostridioides*（*Clostridium*）*difficile*，気道感染症の*Chlamydophila pneumoniae*なども報告されています[13]．

3) やっぱり病歴聴取

下痢は，治まってしまっていることと"今"の激烈な下肢の関節炎がつらいことから，病歴聴取しない限り忘れ去られているのが基本です．焼き肉（鶏肉・牛肉：サルモネラ，カンピロバクター，豚肉：サルモネラ，エルシニアなど），カメとの接触，帯下の変化，咽頭痛の有無などをセットで確認するよいでしょう．

> ### 症例のその後
>
> 症例では，携帯カメラで撮影されていた自宅での写真があった（文献1，二次元コード参照）．それはまさに，膝蓋骨表面で腱付着部に一致して水平に発赤が出現しているものだった．診察時の関節エコーでも付着部炎が確認されたことから，付着部炎を呈する疾患群として脊椎関節炎の類縁疾患である反応性関節炎が考慮された．先行感染として溶連菌感染症による扁桃腺炎をくり返していたというエピソードがあり，溶連菌感染症に関連した関節炎を疑った（表6）．この症例は，扁桃腺炎から関節炎の発症までが10日以内だったこと，NSAIDsへの反応が不良だったことから，溶連菌感染症に伴う反応性関節炎と臨床診断した．

おわりに

突然発症で発熱を伴う関節炎では，① 感染症（感染性心内膜炎，非淋菌性化膿性関節炎，淋菌性関節炎），② 結晶性関節炎（偽痛風，痛風），そして，③ 反応性関節炎（下痢，尿道炎，扁桃腺炎）を疑いましょう．

表6 急性リウマチ熱と溶連菌感染症後反応性関節炎との比較

臨床症状	急性リウマチ熱	溶連菌感染症後反応性関節炎
抗菌薬の予防内服	最低10年．より長期の予防が必要になることもある．	最低1年
心炎	50〜60％	はっきりしない．最低1年はモニタリングを行う．
関節炎	移動性または一過性．大関節炎中心に関節炎をきたす．	付加性で関節炎は持続する．大関節，小関節，体軸関節を侵す．
アスピリン/NSAIDsへの治療反応	劇的	最低限
GASによる扁桃腺炎からの期間	10日から28日	7日から10日
好発年齢	5歳から15歳	8歳から14歳と，21歳から37歳（二峰性）

GAS：group A Streptococcus（A群溶血性連鎖球菌）
文献14より引用．

引用文献

1）Pinals RS：Polyarthritis and fever. N Engl J Med, 330：769-774, 1994（PMID：8107744）

2）Khasnis A & Langford CA：Update on vasculitis. J Allergy Clin Immunol, 123：1226-1236, 2009（PMID：19501230）

3）Tatsumi H, et al：Post-streptococcal Reactive Arthritis Visually Emphasizing Enthesitis. Intern Med：doi:10.2169/internalmedicine.0191-22, 2022（PMID：36261371）

4）Meyers OL & Commerford PJ：Musculoskeletal manifestations of bacterial endocarditis. Ann Rheum Dis, 36：517-519, 1977（PMID：145831）

5）陶山恭博，田巻弘道：化膿性関節炎を語ろう（Dr.陶山＆Dr.田巻のRheumatologyコンサルト）．J-COSMO, 2：632-643，2020

6）「Gノート増刊 Vol.8 No.2 整形診療 for プライマリ・ケア診療所」（海透優太，他/編），羊土社，2021

7）清田雅智：Kehr徴候—由来が謎だった身体所見—先人の知恵の伝承を追った軌跡— philology（文献学）が問題を解決する．総合診療，30：1358-1364，2020

8）Swan A, et al：The value of synovial fluid assays in the diagnosis of joint disease：a literature survey. Ann Rheum Dis, 61：493-498, 2002（PMID：12006320）

9）Papanicolas LE, et al：Concomitant septic arthritis in crystal monoarthritis. J Rheumatol, 39：157-160, 2012（PMID：22133623）

10）陶山恭博，田巻弘道：たかがCPPD，されどCPPD（Dr.陶山＆Dr.田巻のRheumatologyコンサルト）．J-COSMO, 1：784-795，2019

11）Rosenthal AK & Ryan LM：Calcium Pyrophosphate Deposition Disease. N Engl J Med, 374：2575-2584, 2016（PMID：27355536）

12）Taylor WJ, et al：Study for Updated Gout Classification Criteria：Identification of Features to Classify Gout. Arthritis Care Res（Hoboken）, 67：1304-1315, 2015（PMID：25777045）

13）Carter JD：Reactive arthritis：defined etiologies, emerging pathophysiology, and unresolved treatment. Infect Dis Clin North Am, 20：827-847, 2006（PMID：17118292）

14）Maness DL, et al：Poststreptococcal Illness：Recognition and Management. Am Fam Physician, 97：517-522, 2018（PMID：29671499）

陶山恭博（Yasuhiro Suyama）

JR東京総合病院 リウマチ・膠原病科

【これさえできれば乗り切れる！ 整形外科的処置，手技】

骨関節・軟部組織のエコー

池尻好聰

① プローブの持ち方や向きに慣れる

② 解剖を意識する．骨を指標にすると描出しやすい

③ 健側と比較すると異常がわかりやすい

④ エコーは非侵襲的でリアルタイムに画像評価ができる

⑤ エコーは単純X線で写らない軟部組織などの描出に優れる

⑥ エコーは骨折の評価もできる

■ はじめに

　　エコーは単純X線では撮像できなかった構造を描出できるため，「レントゲンは問題ありません」で終わっていた診療からさらに評価を深められます．エコーは非侵襲的で，その場でリアルタイムに病変部を評価できます．また軟部組織の描出にも優れ，動態評価も可能です．

　　救急外来では特に病歴や診察が重要です．そのうえでエコーはさらに強力な診断ツールになります．エコーが有用な場面として，単純X線で写らない構造とその異常が見える（肘内障，アキレス腱断裂，肉離れ，痛風発作など），単純X線と比較し骨折の検出感度が高い（肋骨骨折，剥離骨折など），などがあります．救急外来にエコーを置いて，どんどんエコーを使いましょう．

1 エコーの使い方

1） プローブの持ち方

プローブだけを持ち，手や指が浮いた状態ではプローブが安定せず，正確に描出し続けることが難しいです．プローブを持った手や指を身体に置いてプローブを安定させましょう（図1）.

2） プローブの方向

プローブの側面に印（オリエンテーションマーク）がついています（図2〇．この機種では突起）．プローブの印の向きと画面の印の向きを一致させ，プローブを動かしたときに画面上で同一方向に動かせるようにします.

3） プローブの選び方

基本的にリニアプローブを使用します．股関節や腰椎などの深部ではコンベックスプローブを使用しましょう.

🔦 **ここがポイント：撮像のコツ**

・体表面の凹凸のあるところではゼリーを多めに使用する
・健側と比較すると異常の程度がわかりやすい
・解剖を意識しよう．軟部組織は骨を指標にすると描出しやすい

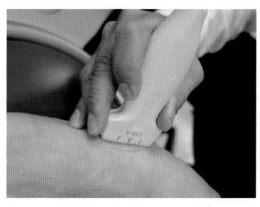

図1 プローブの持ち方
プローブを持ちつつ，指を置いて安定させる（中指を接着させている）.

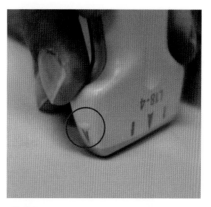

図2 プローブの向きの確認
プローブ 横の印（〇）と画面上の印の向きが一致していることを確認する.

2 肋骨骨折

1）診察のポイント

転倒後に肋骨部が痛い場合にまず肋骨骨折を疑います．肋骨骨折の場合，one point で強い圧痛を認めることが多いです．診察で肋骨の圧痛を確認しましょう．単純X線写真では転位の小さな骨折はわかりにくいですが，エコーでは骨折部の骨皮質の不整を描出できます．エコーで骨折を確認できることも多いです．また特に夜間の救急外来では，レントゲン室に行くことなく，その場で肋骨骨折をエコーで診断できます．

2）描出と観察のコツ

肋骨は背側から斜め前方に回り込んできます．下位肋骨になるにつれて斜め方向の傾斜が強くなります（図3）．肋骨を触知し肋骨の走行を意識して肋骨に平行になるようにプローブをあてます（図4）．

図5〜7に肋骨骨折のエコー像を示します．痛い場所を中心にプローブをあてます．エコーで骨皮質をとらえ，段差や不整の有無，周辺組織の腫脹などを確認しましょう．

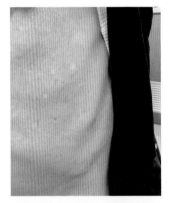

図3 左肋骨骨折の症例
肋骨が斜めに走行するのがわかる．

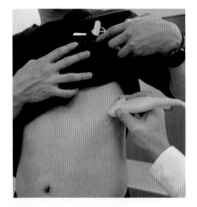

図4 プローブのあて方
肋骨の走行に沿ってプローブをあてる．

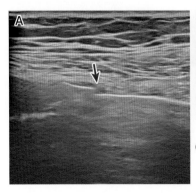
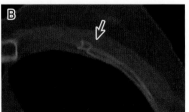

図5 肋骨骨折（64歳女性）
A）エコー像．骨皮質に段差を認める．
B）CT画像．肋骨骨折部（→）．

3 肘内障

1）診察のポイント

　　橈骨頭が輪状靭帯から亜脱臼した状態です．**乳児から6歳ぐらいまでの小児にみられます**．外傷歴がなく「腕を引っ張られた」といった病歴や「肘を曲げられない」などの症状から臨床的に診断が可能なことも多いですが，発症時の目撃がない場合や，病歴が非典型的な場合，また整復できたかどうか自信がない場合に，エコーが特に有用です．**肘に腫脹や変形はありません**（図8）．6歳ぐらいになり橈骨頭が大きくなると生じなくなります．

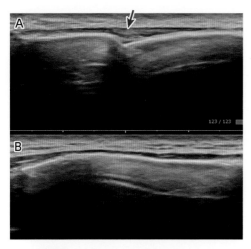

図6 肋骨骨折（58歳男性）
A）患側．骨皮質の不整（→）．
B）健側．

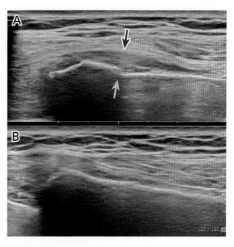

図7 肋骨骨折（80歳女性）
A）患側．骨皮質の段差（⇒）と上層の腫脹
（→）．B）健側．

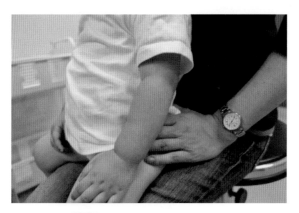

図8 左肘の肘内障
肘に変形や腫脹を認めない．

2）描出と観察のコツ

　　患側の肘を伸ばしてもらい台の上に置きます．肘の前方そして外側（橈骨頭がある側）にプローブを長軸方向にあてましょう（図9）．橈骨頸部前方の回外筋を確認できます．健側からあてると患児は泣きにくく，また正常構造を把握できます．

　　エコーでは頭骨頭が輪状靭帯から亜脱臼した状態を観察します．腕橈関節内に輪状靭帯と一緒に回外筋が引き込まれている像が確認できます（図10）[1]．

4 アキレス腱断裂

1）診察のポイント

　　アキレス腱断裂は運動中などに突然，断裂音とともにアキレス腱部に激痛が生じます．アキレス腱断裂部に陥凹を触知します（図11）．

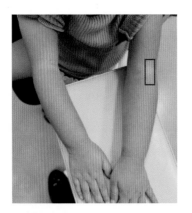

図9 左肘の肘内障の症例
プローブをあてる位置（□）．

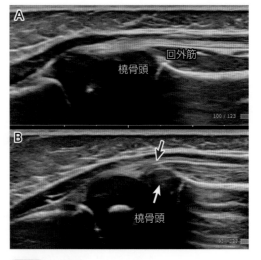

図10 肘内障
A）健側（正常），B）患側．右尾側，左頭側．
患側（B）では腕頭関節内に輪状靭帯と一緒に回外筋が引き込まれている（→）．

2) 描出と観察のコツ

　　エコーで断裂部を視認できます．アキレス腱は踵骨に付着するので，**踵骨付着部から頭側にプローブを滑らせていく**（図12）と断裂部を認めます．腫大した断端や断裂部の狭小化，血腫を認めます（図13）．長軸と短軸で観察します．

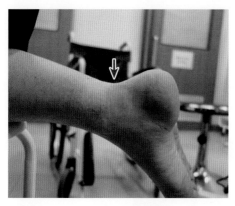

図11 アキレス腱断裂の症例
アキレス腱断裂部に陥凹を認める（➡）．

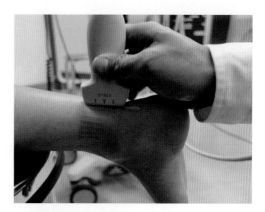

図12 長軸方向でのアキレス腱の観察

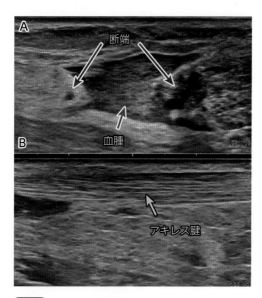

図13 アキレス腱断裂
A）患側．断端を認める（➡）．
B）健側．正常のアキレス腱（⇨）．
右尾側，左頭側．

5 肉離れ

1）診察のポイント

運動中などに突然腓腹筋部の痛みが生じます．エコーは筋や腱など軟部組織の描出に優れます．痛みの程度や圧痛，伸張時痛などで重症度を推測しますが，エコーで実際に損傷の程度（肉離れの範囲）を観察することができます．

2）描出と観察のコツ

肉離れは図14のMRI像（左腓腹筋筋腱移行部の肉離れ）のように，筋肉が筋膜や腱から断裂して"肉が離れます"．エコーでは筋線維の乱れに注目しましょう（図15）．下腿の長軸の並行にプローブをあてます．圧痛点を中心に観察しますが，好発部位として腓腹筋

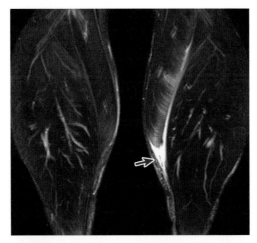

図14 MRI画像：左腓腹筋内側頭の肉離れ

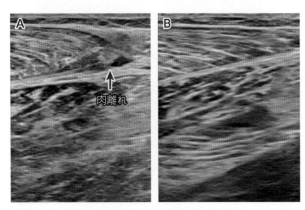

図15 エコー像：左腓腹筋内側頭の肉離れ（図14と同症例）
A）患側．筋が筋膜や腱から断裂している（➡）．
B）健側．正常な筋線維と筋膜構造．

の筋腱移行部付近に特に注意します．足関節を動かしてもらいながら観察すると，腓腹筋が筋膜と連動しない所見を認めます．健側の同部位と比較すると異常の程度がわかりやすいです．

6 痛風発作

1）診察のポイント

外傷歴がなく中年男性が急激な母趾や足関節の痛みと腫れを主訴に受診した場合，痛風発作を考えましょう．母趾のMTP関節に好発し，MTP関節に発赤と腫脹を認めます（図16）.

2）描出と観察のコツ

母趾MTP関節背側に長軸方向にプローブをあてます（図17）.

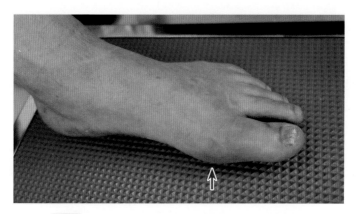

図16 左母趾MTP関節の痛風発作（80歳男性）

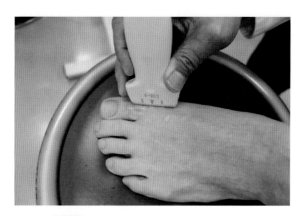

図17 MTP関節のプローブのあて方

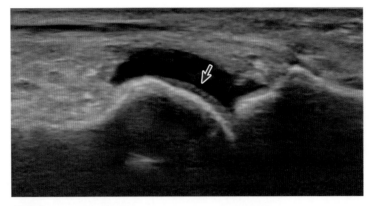

図18 MTP関節背側からのエコー像（80歳男性）

母趾MTP関節の痛風発作．関節軟骨の低エコー域の上に，高ないし等の不整な線状エコー像を認める（→，double contor sign）．エコーガイド下に関節穿刺を行い関節液に尿酸結晶を認めた．

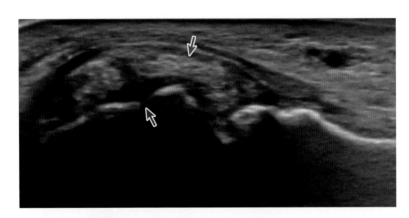

図19 尿酸塩結晶沈着による結節像

尿酸塩結晶沈着による結節像（→）と骨びらん（→）．

　図18では関節軟骨の低エコー域の上に，高ないし等の不整な線状エコー像を認めます（→）．これは関節軟骨表面に層状に沈着した尿酸結晶であり，double contor signと呼ばれ，尿酸結晶の沈着として特異的に認められる所見です．

　エコーでは尿酸塩結晶の沈着や結節像を観察できます（図19）．

7 子どもの足首の捻挫

1）診察のポイント

　小児の足関節捻挫では，靭帯付着の剥離骨折を認める場合があります．剥離骨片は通常撮影の単純X線では同定できず，エコーで剥離骨片を確認できることが多いです．

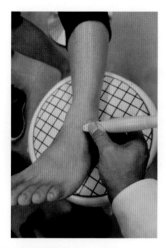

図20 足関節捻挫でのプローブのあて方
前距腓靭帯に沿ってプローブをあてる.

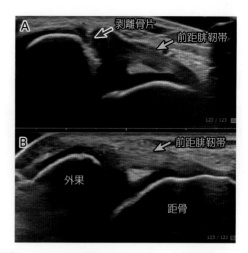

図21 小児の足関節捻挫のエコー (7歳男児)
A) 患側. 前距腓靭帯の特に外果側での腫脹と外果側での断裂所見 (⇨). また前距腓靭帯外果付着部に剥離骨片を認める (→).
B) 健側. 右尾側, 左頭側.

2) 描出と観察のコツ

　　足関節の捻挫で最も損傷しやすい前距腓靭帯は外果の前下方に付着します. 外果の先端や前下方付近をエコーで詳しく観察します (図20, 21). エコーでは靭帯の断裂所見や腫大, 動態不安定性, また靭帯付着部の剥離骨折の有無を確認します (図21).

引用文献

1) 「超音波でわかる運動器疾患」(皆川洋至/著), p111, メディカルビュー社, 2010

Profile

池尻好聰 (Yoshiaki Ikejiri)

シムラ病院 整形外科
整形外科専門医, 家庭医療専門医
広島市内の救急病院で, 高齢者の骨折や一般的な整形外傷を多く診ています.

【これさえできれば乗り切れる！ 整形外科的処置，手技】

関節穿刺・注射

坂本龍之介

① 解剖を理解し適切な位置に穿刺しよう

② 穿刺の目的，結果からどう行動が変わるのか理解しよう

③ 関節液から感染が疑われる場合はすぐに上級医にコンサルトしよう

はじめに

　　関節に穿刺をしないといけないシチュエーション，穿刺関節はさまざまありますが，今回は膝関節について説明させていただきます．どういった際に，どこを穿刺し，その結果から何が導かれるかを理解いただけるようにまとめてみました．

1　穿刺をするのはいつ？ なぜ？

　　まず関節穿刺を考えるのは関節内に液体貯留を認める場合です．穿刺の目的は診断と治療の2つに分けられます．

【膝関節穿刺の目的】
Ⅰ．診断
　① 感染性関節炎（細菌→細菌性化膿性関節炎，結核菌→結核性関節炎）
　② 結晶誘発性関節炎（CPPD結晶※→偽痛風，尿酸結晶→痛風）
　③ 骨折（血性関節液および脂肪滴→骨折）
Ⅱ．治療
　① 除圧（関節液を抜くことでの除痛）
　② 関節注射（ステロイド，ヒアルロン酸）
※ CPPD結晶（calcium pyrophosphate dehydrate deposition，ピロリン酸カルシウム結晶）

膝関節穿刺の目的としては，これらがあげられると思います．そのため穿刺をするシチュエーションは診断のためと治療のためとの2パターンまた多くは重複しています．下記に穿刺を試みる症例を提示します．

症例1

50歳男性．高血圧と高尿酸結晶の既往がある．突然発症の右膝痛で来院．最近の外傷歴はなし．来院時，血圧131/63 mmHg，脈拍90回/分，体温37.5℃．右膝全体に腫脹，熱感および圧痛を認める．
血液検査：CRP 10.1 mg/dL，WBC 9,800，UA 6.5.

症例2

40歳女性．糖尿病の既往がある．自宅で転倒し右膝痛で受診．来院時，血圧150/70 mmHg，脈拍90回/分，体温37,1℃．右膝全体に腫脹，出血斑を認める．

このような症例で診断，治療の目的をもって穿刺を考えます．逆に関節穿刺の禁忌は表1があげられます．

2 膝関節穿刺の手技

1) 準備

手技をする場合，事前の準備，イメージが大事です．

表2に準備するものをまとめてみました．注射針についてはサイズが大きければ痛みも強いのでさまざまな考えがあると思いますが，筆者は穿刺を目的とする場合は関節内滑膜や関節液のdebrisが詰まり関節液を引けない場合があるため18Gで，薬剤注入のみを行う場合は21Gを使用しています．

表1 関節穿刺の禁忌

禁忌	理由
穿刺部周囲の蜂窩織炎	関節内感染を避けるため
菌血症	（菌血症でも感染性関節炎が疑わしい場合は相談）
出血傾向	関節内血腫を引き起こすため

表2 穿刺準備リスト

☐手袋（滅菌でなくても）	☐鉗子（無菌操作で2本目のシリンジに交換するため）
☐ポビドンヨード消毒液	☐アルコール綿
☐18G注射針（細いと詰まって関節液を引けない）	☐絆創膏
☐シリンジ（20〜50 mL）	☐検体用スピッツ

2）手技の実際

❶ 体位

　　基本は仰臥位で膝伸展位 or タオルなどを敷いて15度程度の屈曲位です．仰臥位で軽度屈曲位とするのは大腿四頭筋に力が入ると穿刺が困難となるためです．関節拘縮が強い場合や膝蓋大腿靭帯の関節裂隙狭小化が著明な場合，膝関節90度屈曲位で膝蓋腱を貫通させ穿刺する方法もありますが，基本は仰臥位，伸展位で問題ありません．

❷ 穿刺部位

　　基本は膝蓋骨外側上縁です．（図1）[1] のように関節液は大腿骨と膝蓋骨の間にあります．そのため，図2[2] のように膝蓋骨上縁と外縁の交点（膝蓋上嚢）に刺入します．内側から刺

A）側面像

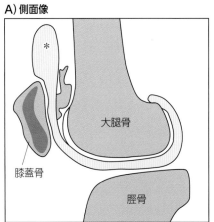

B）スカイライン像

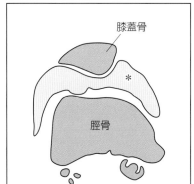

図1 膝蓋上嚢と膝蓋骨のイメージ
関節液は大腿骨と膝蓋骨の間（膝蓋上嚢＊）にある．
文献1を参考に作成．

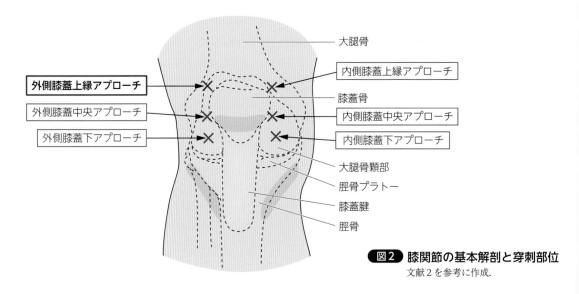

図2 膝関節の基本解剖と穿刺部位
文献2を参考に作成．

入する方法もありますが，膝関節前面の知覚を司る伏在神経膝蓋下枝が内側に走行しているため神経損傷のリスクがあります．内側以外にも外側膝蓋中央アプローチ（LMP：lateral midpatellar）や内側膝蓋中央アプローチ（MMP：medial midpatellar）や膝蓋下アプローチなどがあります（図2）[3]．基本は膝蓋外側上縁だけで問題ありません．

❸ 穿刺

膝蓋骨外側上縁にマーキングをしますが，マジックでは消えてしまうため**ノック式ボールペンのペン先を収めた状態で痕をつけると消えません**（図3）．この小ワザはほかの穿刺を行う際にも利用できます．次に膝蓋骨上縁，外縁に手指を当てながら，穿刺位置を確認し，内側の膝蓋骨を大腿骨に押しつけ，外側の膝蓋骨を上に浮かせることで，穿刺スペースが広がります．そこに針を刺入すると膝蓋上嚢に貯留した関節液を採取できます（図4）．**吸引はくれぐれも焦らず緩徐に引いてください**．急激に陰圧をかけると関節内浮遊物が詰まることがあります．また膝蓋上嚢は膝蓋骨の裏に多くたまっており腫脹が軽度な場合は遠位に45度傾ける方法もあります[4]．

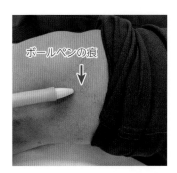

図3 穿刺部へのボールペンでのマーキング

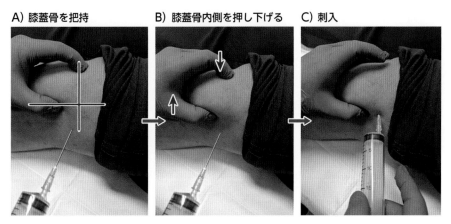

図4 膝関節穿刺の手順

3 関節液の理解

1) 関節液の性状からの鑑別

❶ 血性

　骨折や骨挫傷であれば脂肪滴というきらきらした脂肪滴（**図5A**）が確認できます．その
ほか鑑別として靭帯損傷，色素柔毛結節性滑膜炎があげられます．

❷ 黄色透明（図5B）

　変形性膝関節症，半月板損傷などがあげられます．

❸ 黄色混濁・白濁（図5C）

　細菌性化膿性膝関節炎，結核性関節炎などの化膿性関節炎，また偽痛風，痛風などの結
晶誘発性関節炎があげられます．

2) 結晶，細胞数での鑑別

　関節液の性状からでも鑑別をすることができますが，そのほかにも結晶の有無でも診断
ができ，尿酸結晶（**図6A**）であれば痛風発作，CPPD結晶（**図6B**）であれば偽痛風発作
と診断できます．ただ結晶が検出されても5％に化膿性関節炎を合併したという報告があ
り[5]，筆者は全例培養に提出しています．また白血球数でも鑑別を進めることができます．
5万/μL以上の場合は化膿性関節炎が疑わしい[6]のでもし白血球数が5万/μL以上であれ
ば注意し上級医にコンサルトをした方がよいでしょう．表3に関節液での鑑別診断をまと
めておきます．

A）血性（脂肪滴）

B）黄色透明

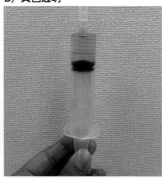

C）黄色混濁

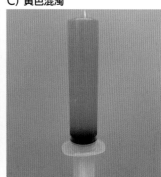

図5 関節液の性状

A) 尿酸結晶   B) CPPD 結晶

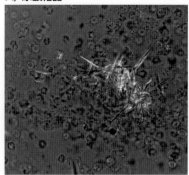 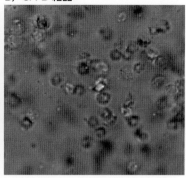

図6 関節液中にみられる結晶
CPPD 結晶（calcium pyrophosphate dehydrate deposition, ピロリン酸カルシウム結晶）

表3 関節液での鑑別診断

	非炎症性	炎症性	感染性	血性
外観	透明，黄色	黄色，不透明	黄色，緑	赤色
WBC 数 (/μL)	＜ 2,000	2,000〜20,000	＞ 20,000	1 WBC/1,000 RBC
好中球割合	＜ 25%	50〜75%	＞75%	＜ 50%
結晶	陰性	尿酸結晶 CPPD 結晶	陰性	陰性
培養	陰性	陰性	陽性	陰性

文献7を参考に作成.

今までの解説をふまえ，［症例1・2］について考えてみましょう．

症例1のつづき

　右膝関節穿刺したところ，20 mL の黄色混濁な排液を認めた．白血球数は 10,000/μL，グラム染色では塗抹陰性．偏向顕微鏡で針状結晶を認め痛風発作と考え，非ステロイド性抗炎症薬（NSAIDs），コルヒチン内服を行った．1週間後再診時に腫脹，熱感は改善していた．

　　　痛風は 30〜50歳の男性に多く痛風発作時には尿酸値は半数の症例で正常域となることに注意が必要です[4]．穿刺をすることで診断ができるだけでなく，除圧による鎮痛もでき，ステロイド注入による治療も可能です．

症例2のつづき

　右膝関節穿刺したところ，50 mL の血性排液を認め，脂肪滴を認めた．単純X線検査およびCT 検査で脛骨高原骨折（Shatzker type Ⅱ）と診断され，入院のうえ手術加療の方針となった．

　　　X線検査をする前に脂肪滴を確認することで骨折があるだろうという推定ができます．また除圧による鎮痛効果も期待できます．こういった外傷症例でも積極的に穿刺を試みてみてください．

引用文献

1）Chagas-Neto FA, et al：In-Plane Ultrasound-Guided Knee Injection Through a Lateral Suprapatellar Approach：A Safe Technique. Ultrasound Q, 33：139-143, 2017（PMID：28481763）

2）「Surgical exposures in orthopaedics the anatomic approach, 5th edition」（Hoppenfeld S, et al, eds）, Wolters Kluwer, 2017

3）Douglas RJ：Aspiration and injection of the knee joint：approach portal. Knee Surg Relat Res, 26：1-6, 2014（PMID：24639940）
　　↑さまざまな穿刺方法のメリット，デメリットが書かれています．

4）Zuber TJ：Knee joint aspiration and injection. Am Fam Physician, 66：1497-500, 1503, 2002（PMID：12408424）

5）Papanicolas LE, et al：Concomitant septic arthritis in crystal monoarthritis. J Rheumatol, 39：157-160, 2012（PMID：22133623）

6）Margaretten ME, et al：Does this adult patient have septic arthritis? JAMA, 297：1478-1488, 2007（PMID：17405973）
　　↑白血球数が5万/μL以上で化膿性膝関節炎の陽性尤度比7.7，白血球数10万以上で陽性尤度比28です．白血球数が5万/μL超えた場合はすぐに整形外科医に連絡を！

7）Sholter DE, et al：Synovial fluid analysis. UpToDate, 2022

Profile

坂本龍之介（Ryunosuke Sakamoto）

公立八鹿病院 整形外科
一時田舎の病院で勤務していましたが，整形疾患の患者さんはとても多いです．内科であっても整形疾患を目にする機会は本当に多く，膝の穿刺の機会も多いと思います．少しでも皆様の参考になれば幸いです．

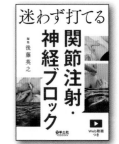

【これさえできれば乗り切れる！　整形外科的処置，手技】

シーネ固定

海透優太

① 骨折を疑ったときにはオーバー気味でもシーネ固定を

② 物品準備から患者体位までしっかりと！　準備を怠ると難易度上がる

③ シーネ固定の練習はシーネなし（包帯のみ）で行うべし

はじめに

　　救急外来やプライマリ・ケア診療の整形外科領域において，骨折の診断と並んで習得しておきたい能力はシーネ固定だと考えています．微細な骨折を見逃したとしても，「骨折の可能性あり」と説明し適切なシーネ固定が行われていれば患者さんとトラブルになることも少ないでしょう．本文に入る前に，救急／プライマリ・ケア外来で整形外科領域の診察を行う際の大原則を確認しておきましょう．

> **整形外科領域診察の大原則**
> ① 「骨折はない」と言わない
> ② 骨折を疑ったときにはオーバー気味でもシーネ固定を行う

【骨折ははっきりしないが骨折を疑うときの説明例】
　（X線を見せながらの方が説得力ありますのでぜひ見てもらいながら説明しましょう）
　「今日のレントゲン検査では大きくズレている骨折はありませんでしたが，痛みも強いので細かい骨折は否定できません．痛みや腫れが続くときには詳細な検査のために整形外科を受診されることをお勧めします．それまでは骨折がある前提で固定をしておく方がよいと思います．最終的に骨折がなかったとしても，固定をしておくと腫れや痛みの軽減につながりますのでよい効果が期待できます」

1 シーネ固定の基本

【シーネ固定の流れ】
1) 物品を準備する
2) 体位を決める
3) シーネを当てる

1) 物品を準備する

❶ シーネ（図1）

・グラスファイバー製やポリエステル製のシーネを使用する.

・上肢には3号（7.5 cm幅），下肢には4号（10 cm幅）を用いる.

❷ 包帯（図2）

・包帯は"弾性（弾力）包帯"を使用すること.

・指は2号，上肢は3号，下肢は4号を用いればよい.

2) 体位を決める

どの部位をシーネ固定するのかにより体位は変わりますが，読者の皆さんが固定する部位は手関節と足関節が中心になると思います.

・**手関節を固定する場合**：患者さんは椅子に座っていただき正対した位置からシーネを当てます.

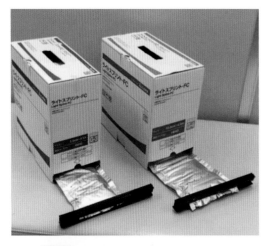

図1 グラスファイバー製のシーネ
箱に号数が記載されている.

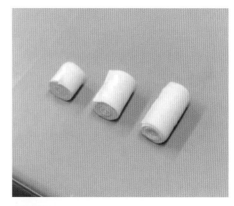

図2 弾性（弾力）包帯
左から2号（5 cm），3号（7.5 cm），
4号（10 cm）.

・足関節を固定する場合：患者さんはベッドに腹臥位になっていただき，膝関節を曲げた状態でシーネを当てます（図3）.

3）シーネを当てる手順

シーネを当てる際の基本的な手順を確認しましょう.

① シーネの長さを決める

・包帯や手の幅を使って採寸しましょう.

② シーネの中のグラスファイバーをとり出す

・周囲のフェルトを一緒に濡らすと水が滴って面倒です．なので，グラスファイバーのみをとり出します.

・一体化していてとり出せない仕組みの商品もあります.

③ グラスファイバーを水で濡らして硬く絞る

・お湯で濡らすと硬化が早くなって焦ります．必ず水を用いましょう.

・硬く絞ることで硬化時間を遅らせることができます.

④ フェルトと一体とし，包帯で巻く

・包帯はうっ血防止のために末梢から中枢に向かって巻きましょう.

・表面を転がすように，優しくふんわり巻きます.

⑤ 理想の形に近付くように手で軽く圧迫する（モールディング）

・硬化まで約3〜5分程度です.

・モールディング中の何気ない会話もお勧めです．患者さんの不安解消にも効果的です.

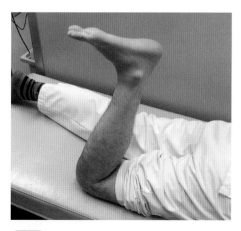

図3 足関節シーネ固定時の体位
膝関節を曲げた方が足関節を背屈しやすいので腹臥位がよいです.

2 部位ごとのシーネ固定

1）手関節の固定【適応疾患：橈骨遠位端骨折/疑い】

●ショートアーム法（図4, ▶movie❶）

> ・固定範囲はMP関節より手前から前腕の途中まで
> ・シーネは全例掌側から当てて問題ない

今回，包帯の巻き方の呪文を準備してきましたのでぜひ覚えて使ってください．

ここがポイント

「手首2回，絞って手首，絞って手首，2分の1ずつ巻き上がる」

　解説しますと，まず小指側から親指側に向けて手首を2周します．その後，掌側から1指と2指の間を通して巻き（指間を通るときに包帯を絞ります）手首に戻る，を2回くり返します．以後，前腕を包帯幅の1/2ずつ巻き上げていきましょう．

　この呪文を唱えながら動画▶movie❶を見て模倣をしましょう．骨折の患者さんを診察する機会が少ない医師でも実は包帯の巻き方だけ練習すれば，自然とシーネを当てるのが上手になっていきます．職場の同僚の医師の手を借りて，同居家族の手を借りて，呪文を呟きながら練習してみましょう．

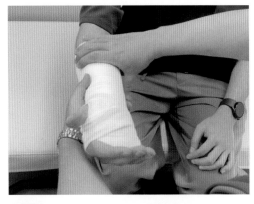

図4 ショートアーム法 ▶movie❶

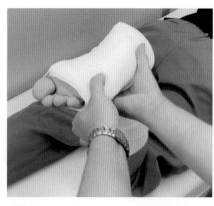

図5 ショートレッグ法 ▶movie❷

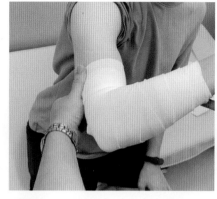

図6 90度を巻く方法 ▶movie❸

2）足関節の固定【適応疾患：足関節骨折・足関節捻挫／疑い】

●ショートレッグ法（図5，▶movie❷）

> ・固定範囲は母趾近位（母趾球部）から下腿途中まで
> ・巻き終わりは腓骨頭から2横指以上離して（総腓骨神経麻痺の予防）

　さて，こちらにも呪文を準備してきました．題して，「90度を巻く方法」（図6，▶movie❸）です．足関節や肘関節に包帯を巻くときに活用できます．

 ここがポイント
> 「90度を巻くときは，8の字描いて，狭めてく」

　90度に曲がっている部分を徐々に巻き上げていくと，周径の違いによりたわみが生まれます．固定力に問題がなければもちろんそれでもよいのですが，「何だかこの包帯の巻き方，ダサい」を経験したことが皆様にあるのではないでしょうか．せっかく包帯巻くならクールに決めたいところですので，ぜひこの動画 ▶movie❸ を見て練習してください．

■ おわりに

　本誌面では「ショートアーム法」と「ショートレッグ法」をとり上げました．この2つ以外にも舟状骨骨折を疑ったときに用いる「サムスパイカ（thumb-spica）法」（図7）などがあります．どれも非常に重要な固定方法ではありますが今回は割愛し，私の考案した勝手な呪文を掲載することにしました．確かに網羅性はありませんが，「シーネ当てるのが不安だからシーネ当てなくてもいい方針にしてしまっている」と心の奥で感じている先生方に，「これを読めば巻けそうな気がする」「シーネ当てることがストレスじゃなくなった」と思っていただけるような企画になっていれば幸いです．

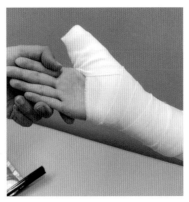

図7 サムスパイカ（thumb-spica）法

親指を包み込むようなシーネの当て方.

参考文献・もっと学びたい人のために

1）「Gノート増刊 整形診療 for プライマリ・ケア診療所」（海透優太, 他／編）, 羊土社, 2021
↑手前味噌で恐縮ですが, 今回の企画者である手島先生と共同編者をさせていただいた雑誌です. 典型例や患者説明を
豊富に盛り込んだ一冊になっています. さらに実用性の高い整形診療を勉強したい方にはオススメの一冊です.

Profile

海透優太（Yuta Kaito）

JCHO 若狭高浜病院 整形外科／臨床研修センター長

福井県高浜町は病院・診療所・大学・町が一体となって, 地域医療の
充実や人材育成に力を注いでいます. 臨床から教育まで, 私の注いだ
情熱はすべて町民の幸福につながっていくことを信じています.『地
域医療たかはまモデル』が世界に広がる日まで情熱は冷めません！

【番外編】

家で暮らせない，入院させて と言われたら

社会的入院のもやもや

手島隆志

① 大したことのない骨折に見えても，高齢者の受ける機能障害は大きい

② 帰宅させた後の生活は大丈夫だろうか，と想像することで，適切な disposition を

はじめに

　高齢者の転倒外傷は増えています．脊椎圧迫骨折，肋骨骨折，上腕骨骨折，橈骨遠位端骨折….

　診断をつけて，整形外科医にコンサルトした結果，手術の適応はなく，後日の外来受診を指示される．一方で，患者さんや家族から，家で生活できないから入院させてほしいと言われる．家族も入院の準備をすませてきている．空床のすくない急性期病院で入院のハードルが高い．

　そのような状況で初療担当医が板挟みになることもあるでしょう．

　高齢者は転倒しただけで生活機能の低下が生じます．転倒で救急外来を受診した高齢者の3～4割は生活機能が低下し，さらに15％は救急外来を再受診し，11％は入院したとの報告もあります[1]．

　帰宅させた後の生活は大丈夫だろうか？と想像することで，入院の妥当性を判断し，入院担当医も納得できるようコンサルトします．

表 ADLの確認内容（DEATH SHAFT）

ADL（日常生活動作）		IADL（手段的日常生活動作）	
Dressing	更衣	**S**hopping	買い物
Eating	食事摂取	**H**ousekeeping	掃除
Ambulation	歩行，移動	**A**ccout	金銭の管理
Toileting	排泄	**F**ood preparation	食事の準備
Hygiene	整容，入浴	**T**ransportation	公共交通機関の利用

上記のなかで，基本的ADLまで障害されている場合はより機能が低下しており，骨折で障害される生活の程度が大きいと予測される．

1 まずはもともとどんな生活を送っていたのか確認する

- 生活は自立していたか，介護を受けていたか
- 同居の家族や，近隣に援助してくれる人はいるか
- 生活の場はバリアフリーか
- 認知症があるか

受傷前に活動的で自立した生活を送っていたのか，あるいは要介護状態にあったのかでは，骨折により制約を受ける日常生活の程度が違います．

基本的日常生活動作（activities of daily living：ADL）や手段的日常生活動作（instrumental activities of daily living：IADL）を大まかに確認します．DEATH SHAFT という記憶方法が便利です（表）．

また，独居なのか家族と同居しているのか，生活の場は1フロアで済むのか階段昇降が必要か，といった居住環境に関する情報も重要です．

認知症とその程度についても聴取します．

2 骨折によって生じる生活の支障をイメージする

- 下肢骨折…高齢者は免荷や松葉杖歩行導入が難しい．階段昇降はもっと困難
- 上肢骨折…排泄や更衣だけでなく，移動まで制約されることも
- 脊椎圧迫骨折や肋骨骨折…特に寝起き，寝返りが困難になる

下肢の骨折で荷重の制限が必要になった場合，なかなか高齢者は求められる下肢のコントロールができません．松葉杖を用いた歩行の習得も難しく，転倒の危険性が増大します．

上肢の骨折でも，トイレで下衣を操作する，着替える，入浴するといった基本的ADLに支障をきたし介助が必要になります．また高齢者は移動に上肢を使用する場面が多く，上肢の骨折でも伝い歩きや歩行補助具の使用に支障をきたして移動が難しくなることがあります（このため積極的に手術を検討する場合もあります）．

脊椎圧迫骨折や肋骨骨折は，特に起居動作（起き上がり）に支障をきたします．診察室では車椅子で坐位をとれていても，また歩行が可能であっても，いったん横になると，強い疼痛のためそこから起き上がれなくなることがあります．

3 入院することのメリット

- 骨折に関連する二次的損傷，褥瘡の予防や早期発見が可能
- リハビリテーションの頻度が増える
- 短期間で社会的資源の調整ができる
- 鎮痛剤や外固定以外の鎮痛手段がある
- 短期間で転倒の原因に介入できる

入院することで骨折自体に対しては適切な安静が可能になります．骨折によっては二次的な軟部組織障害をきたすことがありますので，その早期発見，対処が可能になります．その一方で，早期からリハビリテーションを積極的に行うことで，安静に伴う廃用を最小限にすることができます．

骨折後の生活機能の回復見込みにあわせて，もともとの生活状況と照らし合わせ，介護ベッドの手配や，自宅内の手すりの設置，歩行補助具のレンタル，入浴サービスの導入など，生活環境の整備が短期間でできるようになります．介護保険の新規申請や区分変更の申請を同時進行ですすめることもあります．

肋骨骨折に対する神経ブロック，脊椎圧迫骨折に対する椎間関節ブロックなどの疼痛緩和手技が外来よりも施行しやすくなります．特に肋骨骨折の高齢者には合併症予防のためブロックを行っての排痰や離床の促進が推奨されます[2]．

高齢者の転倒，骨折の背景には薬剤の関与が疑われることはしばしばです[3]．転倒のハイリスクとなる薬剤の調整は入院で行いやすくなります．また離床時のバイタルサインの変化や歩容異常に気づきやすく，そこから起立性低血圧や不整脈，脳脊髄疾患の存在に気づくこともあります．

4 入院することのデメリット

入院することで起こりうる問題点について列挙します．

- ADL の低下
- せん妄，認知機能低下
- 転倒
- 院内感染症

骨折自体は癒合がすすみ疼痛の改善もみられているのに，廃用が進行し，食事もできな

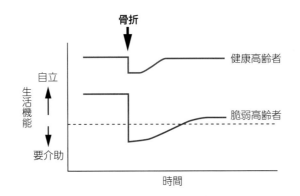

図　高齢者の生活機能の時間的経過
健康高齢者は入院後にADLもが回復するが，元々ADLの低い
脆弱高齢者では元の水準まで回復しない傾向にある．
文献5を参考に作成．

くなり，リハビリテーションもすすまずADLが低下することは珍しくありません．内科患者では入院関連機能障害という概念がありますが[4]，**骨折の患者で同じようなADL低下が起こり得ます．もともと生活機能の低い高齢者ほどその傾向が顕著になります**（図）．

せん妄の頻度が高いのは内科患者でも骨折患者でも変わりありません．疼痛のため体動困難で入院した患者が，夜間には徘徊しているというケースもあり，早期の退院を家族と協議する場合があります．

転倒した高齢者を無理に帰宅させると再度の転倒の危険性がある一方で[1]，入院しても転倒の危険性はあります[6]．せん妄や認知症があるとその危険性は増加します．

「入院で元気になる」ということに対して，ときに患者自身や家族から過大な期待をもたれているため，上記の危険性は十分説明しておく必要があります．

おわりに

以上をふまえると，下記のようなコンサルトが可能になります．

> 〇〇骨折の患者さんですが，疼痛のため□□が困難になっており，自宅生活が継続できないと判断しますので，入院をお願いします．

もちろん空床状況に余裕のない急性期病院で，なんでもかんでも入院してもらう，というのはベッド数も追いつかず現実的ではありません．高度な治療を要しないケースでは後方病院に転送するシステムを確立している病院もありますが，移動手段や転送先の受け入れ態勢の制約もあり，すべての施設で実現可能なわけではありません．

個々の患者の状況をふまえ，入院のメリットとデメリットを天秤にかけ，バランスよく対応する必要があります．

引用文献

1）Wilber ST, et al：Short-term functional decline and service use in older emergency department patients with blunt injuries. Acad Emerg Med, 17：679-686, 2010（PMID：20653580）

2）Galvagno SM Jr, et al：Pain management for blunt thoracic trauma：A joint practice management guideline from the Eastern Association for the Surgery of Trauma and Trauma Anesthesiology Society. J Trauma Acute Care Surg, 81：936-951, 2016（PMID：27533913）

3）Carpenter CR, et al：Older Adult Falls in Emergency Medicine：2019 Update. Clin Geriatr Med, 35：205-219, 2019（PMID：30929883）

4）Covinsky KE, et al：Hospitalization-associated disability："She was probably able to ambulate, but I'm not sure"．JAMA, 306：1782-1793, 2011（PMID：22028354）

5）Clegg A, et al：Frailty in elderly people. Lancet, 381：752-762, 2013（PMID：23395245）

6）宮越浩一：医療安全における転倒予防〜リハビリテーションと転倒予防〜．日本転倒予防学会誌, 8：23-25, 2022

参考文献・もっと学びたい人のために

1）「家庭医からER医まで 高齢者に寄り添う診療〜学ぼうGeriatric Mind」（許 智栄／著，有吉孝一／監），金芳堂，2020
　　↑救急外来で活かせる実践的な老年医学の知識が満載です．

Profile

手島隆志（Takashi Teshima）
詳細はp.2592参照.

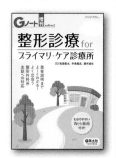

特集関連バックナンバーのご紹介

2022年4月号（Vol.24 No.1）

身体診察
いざ、「型」から「実践」へ

頭から爪先まで、現場の診察手技と所見の意味を知って実臨床に活かす！

中野弘康，石井大太／編

☐ 定価 2,200円（本体2,000円+税10%）　☐ ISBN 978-4-7581-1677-0

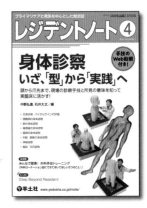

読者の声

● 「研修医が最初に取り組むべき「情報収集」の方法と着眼点が病態と絡めて説明されており，体系的な「身体診察」を学ぶことができました」

● 「実際の身体診察時の様子や注意点なども動画でわかりやすく解説されているので，上級医に指導してもらえる機会がなくても自分で学ぶことができたのでとてもよかったです」

2020年6月号（Vol.22 No.4）

コンサルトドリル

身近な症例から学ぶ、情報の的確な集め方・伝え方

宗像源之，山中克郎／編

☐ 定価 2,200円（本体2,000円+税10%）　☐ ISBN 978-4-7581-1644-2

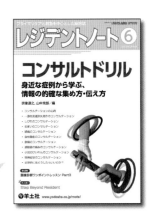

読者の声

● 「コンサルテーションやプレゼンテーションの上達には症例の経験が必須だとは思いますが，こういった書面上で知識の再整理を行うことで，自分が今まで知らなかったことをはっきりさせることができました」

● 「コンサルテーションで必要な病歴聴取や身体所見など，コンサルトを受ける側の上級医が知りたいところがどこなのかを明示してあるのでとても参考になりました」

増刊2021年8月発行号（Vol.23 No.8）

今こそ学び直す！
生理学・解剖学

あのとき学んだ知識と臨床経験をつないで、納得して動く！

萩平　哲／編

☐ 定価5,170円（本体4,700円+税10%）　☐ ISBN 978-4-7581-1666-4

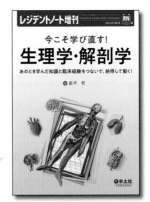

読者の声

● 「整形分野は国家試験で詰めきれていないにも関わらず，現場でよく出合うため苦手意識を持っており，改めて丁寧に勉強し直すことができました」

● 「学生時代に学んだはずの生理学・解剖学ですが，いかに忘れているかを思い知らされます．今一度復習しなければと学習意欲を駆り立てられました」

詳細は レジデントノート HPで！

最新情報もチェック ▶

 residentnote
 @Yodosha_RN

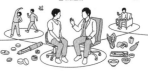
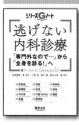
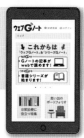

指導医とのかかわり方を
マネージメントしてみよう

八木　悠，松原知康

● はじめに

　研修医の皆さんは，指導医のもとで日々，診療に励んでいると思います．診療を行ううえで，指導医の力は不可欠です．指導医と良好な関係を築き，多くのことを学ぶことができれば，医師として成長することもできますし，診療の質も上がるでしょう．一方で，各科をローテートするたびに指導医が代わり，指導スタイルや求められることが違い，戸惑う経験は誰しもあると思います．また，お互い感情をもつ人間であり，相性が合う・合わない，で悩むこともあるでしょう．指導医とは毎日のようにかかわるものの，その関係の在り方について考える機会は少ないのではないでしょうか？　そこで今回は，どのように指導医とかかわると自分の成長を加速できるのか考えてみましょう．

事例1

　Aさんは初期研修医として勤務しはじめ，もうすぐ2年になります．病棟・救急業務にも慣れてきました．来年からは外科の専攻医として今の病院で引き続き鍛錬を積む予定です．今月から麻酔科のローテートがはじまりましたが，これまでと業務内容が大きく変わり，指導医も手術ごとに代わるため，慣れるのに苦労をしています．

　今日の指導医はB医師で，気難しいと噂を聞いたことがあったので緊張していました．患者さんが手術室に入室したので，ベッドに横になってもらい，ベッドの高さを上げていたところ，「最適なベッドの高さもわからないのに，研修医が勝手に自分で判断してベッド調整を行ってはいけない」と怒られてしまいました．

　Aさんはベッドの高さも自分で調整してはいけないのなら，何もできないではないかと理不尽に思えました．これから先，どうやってB医師の元で研修を積むのがよいのか考えると，暗い気持ちになりました．

事例2

　Cさんは初期研修医として勤務しはじめ，もうすぐ1年になります．病棟の業務にも慣れてきました．今月から消化器内科のローテートがはじまりました．救急外来では腸閉塞や消化管出血の患者さんを診察したことはありましたが，病棟での管理ははじめてでした．直接の指導を担当してくれるのは専攻医1年目のD先生です．しかし，内視鏡で忙しそうで，放置されてしまっている感覚でした．まずはカルテから情報を得て，患者さんを診察していまし

たが，検査や処方をどうすればよいかはわからないので，D先生がオーダーするのを見て勉強しようと考えていました．

　ローテートがはじまり，3日ほど経過しましたが，検査や処方などが翌日以降オーダーされておらず，「どうしようか…」と迷っていたところ，D先生から「なんで採血のオーダーが入っていないの？ しかも処方も明日以降オーダーがないのでは？」と怒られてしまいました．

　この事例をみて，皆さんはどう感じましたか？ 例に挙げたほどではないにせよ，指導医との関わり方で困ることがあるのではないでしょうか？ さらに，そんなとき，「どのように考え，行動すれば良いかわからない」と感じることもあるのではないでしょうか．

　そこで本稿では，どのように指導医と良い関係を構築するかについて私案を含めて話を進めていきたいと思います．

指導スタイルも人と状況によってさまざま

　「こんな指導医にあたるなんてついていない，早くローテート期間が終わらないかな…」と思ったことはありませんか？ そのようなときに「指導医の性格と合わない」と片付けてしまっていませんか？ 性格が合わないのはどうしようもないのですが，指導スタイルの差にすぎないという可能性もあります．その場合であれば，指導医のスタイルの理解をすすめることで，受容できることがあります．さらには，研修医の皆さんの接し方によって，指導スタイルが変わる可能性も大いにあるのです．

　それではまず，基本的な指導スタイルについて解説します．

指導スタイルは大きく4つに分類できる

　指導スタイルは基本的には次の4つに分類されます（**図1**）．

① **指示型**：逐一指示をするスタイルです．一方で研修医が考えて行動するというスタイルを想定していることは稀です．
② **コーチ型**：指示することもあれば，研修医が自ら考えて行動できるように支援もするスタイルです．
③ **援助型**：指示することは少ないですが，研修医が自ら考えて行動できるように支援することが多いタイプです．
④ **委任型**：具体的な指示も乏しければ，援助的な行動も少ないタイプです．研修医に権限委譲を行い，研修医1人でも任せるスタイルです．
④´**放置型**：委任型と同様，具体的な指示も乏しければ援助的な行動も少ないタイプです．委任型との違いは，委任型では研修医の力量を理解し信頼したうえで権限移譲を行っているのに対し，放置型では，単に干渉しない場合を指します．最近はこのスタイルの指

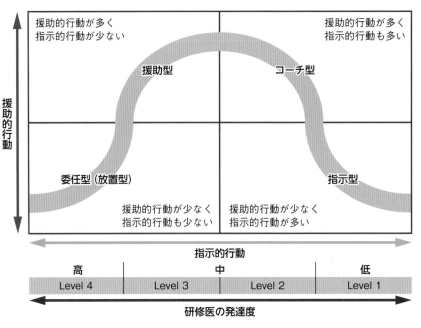

図1 ● 4つのリーダーシップ・スタイル [1]

導医は減っている印象ですが，放置型の指導医にあたると，困ることも多いと思います．対応のしかたについては**コラム（放置型の指導医とどのようにかかわるのがよい？）**を参照してください．

指導スタイルはおおむねこれらの分類のいずれかの傾向にあてはまります．そのうえで，指導医がおかれている環境や研修医の状況によって，指導スタイルを変えている場合もあります．例えば，同じ指導医でも，研修医1年目の4月にローテートした場合には指示型のスタイルをとる一方で，研修医2年目で業務にも慣れてきた場合にはコーチ型のスタイルをとり，専攻医には援助型あるいは委任型のスタイルをとるといった具合です．

【コラム：放置型の指導医とどのようにかかわるのがよい？】

指導医が放置型で，どのようにすればよいか困ってしまうこともあると思います．ただし，一見放置型のように見えて，援助型であることも多いです．指導医としても，研修医の力量がはじめはわからないので，研修医が自分でどのように診療していくかをまずはみるという指導スタイルをとることがあります．したがって，放置されていると感じた際に，**「指導医が指導に対する意欲がなく研修ができない」と嘆くのではなく，まずは自分でできることをみつけて行動してみましょう**．ただし，正しいのか自信がない場合は，一人で進めていくのは危険です．そのような際は患者さんの治療方針についての自分の意見を述べ，指導医に自分の考えが正しいかを確認しましょう．また，最近は稀になってきた印象がありますが，完全に放置型の指導医にあたることもあるかもしれません．その場合

表1● 研修医の発達度の4段階

Level 1	業務内容に対する知識が少ない段階	はじめてローテートする初期研修医のレベル
Level 2	業務に少し慣れ，1人でできる範囲が増えてきた段階	ローテートして業務に慣れたレベル，あるいは2回目のローテートのレベル
Level 3	スキルも身につきイベントにも対応できるようになってきた段階	救急当直を2年間かけて行い，救急外来の対応がある程度1人でできる初期研修医，あるいは専攻医レベル
Level 4	1人でマネージメントできる段階	専攻医の後半からスタッフレベル

> はほかの研修医に対しても同じ指導スタイルをとるので，ほかの研修医と情報を共有することが重要です．そのうえで放置型の指導医と診療していく場合は，安全性を確保するうえでも，診療で困ったことがあればほかの指導医に指導を仰ぐことも有効です．

● 指導スタイルと自分の発達度にギャップがないかを把握しよう

　指導医のスタイルが自分に合わないことはあると思います．そのようなときはストレスに感じてしまうでしょう．そのときの1つの対応策として，過度なストレスにならない範囲で，自分に変えるところがないかを検討しましょう〔コラム：他責（Victim）から自責（Player）へ〕．そのために，自分の発達度を知り，指導スタイルとギャップがないかを確認することを提案します．まず，研修医の発達度は4つに分類できます（表1）．

　そして，研修医の発達度に応じて適切な指導スタイルも変化します（表2，図1）．このとき，研修医—指導医間での発達度の認識のギャップがあると「指導スタイルが合わない」と感じてしまう一因となります．しばしば研修医は自主性を求める一方で，指導医は安全性を重視する傾向にあります．そのため，研修医が理想とする指導スタイルと異なる行動を指導医がとるという状況が生じてしまいやすいのです．

　たとえば，冒頭の[事例1]のように，主体的に業務を行ったつもりが，指導医から怒られてしまい，不快に感じたことなどが好例で，誰しも一度は経験があることだと思います．この背景は，指導医の立場では医療安全の観点から，ミスが起きないように配慮するため，いつまでも指示型のスタイルをとってしまうというものです．反対に，冒頭の[事例2]のように，研修医が安全性を配慮したうえで，指導医の指示を待って診療にあたろうとしたところ（初学者なので，指示型の指導を求めていたところ），指導医からは自主性がないように映ってしまうこともあります（研修医はローテートが始まって間もないので成熟度がLevel 1だと認識し，指示型の指導スタイルを待っていましたが，指導医は研修をはじめてもうすぐ丸1年になるから，Level 2～3だと認識し，研修医の自主性を尊重した指導スタイルをとっていた可能性が考えられます）．

表2 ● 研修医の発達度とそれにあった指導スタイル・行動様式

研修医の発達度	指導スタイル	指導医の行動様式
初学者. 研修医になって間もない頃やローテートしはじめのとき.	指示型	研修医の診療に対して逐一指示する. 研修医が自主的に診療計画を立てることよりも, 指導医の診療計画を研修医にしてほしいタイプ.
業務に慣れてきて, 1人でできる部分も増えてきた段階. 初期研修医1年目後半, あるいはローテートして慣れてきた頃.	コーチ型	研修医の診療に指示をしながらも, 研修医の自主性や思考を助けることもする. 例えば, 研修医に診療計画について質問をし, 考えを聞いたうえで質問の答えを説明する, など.
スキルも身につき, 病棟からのコールの対応もでき, どこまで自分で診療を決定すべきか, また指導医に報告すべきタイミングについてもある程度理解できるようになった段階. 初期研修医2年目の後半から専攻医.	援助型	考え方の方向をあわせたうえで, 研修医が意思決定できるように支援していく. 例えば, 1日の決まった時間に研修医と患者方針について確認をし, 基本的には研修医が診療を行い, 対応に困ったときに相談にのる.
診療の大部分を自分でマネージメントできる段階. 専攻医からスタッフレベル.	委任型	診療についての干渉は必要最低限とし, 権限委譲を大いに行い, できるだけ研修医1人で業務を遂行させるようにしていく.
診療に熟練しているレベル.	放置型	研修医の力量を把握していない状態で, 研修医にすべてを委ねるタイプ. 多くの場合このスタイルで指導を受けると医療ミスにつながる恐れがあり危険.

　このように, 研修医の発達度の認識が研修医と指導医で異なっている可能性があります. **指導医のスタイルと自分の発達度を指導医がどのように捉えているかを確かめましょう.** そこにギャップがあれば改善すべきです.

【コラム:他責 (Victim) から自責 (Player) へ】

研修医の皆さんにとって, 指導医に自分達の思うように動いてもらうのは, 難しいことだと感じると思います. 冒頭の事例のように指導医とうまくいかないときに, ときに指導医の指導の問題だと決めつけてしまうこともあるかもしれません. しかし, 問題の要因を外に求めてしまうと, 自分の行動の変化に結びつけるのは難しくなってしまいます (他責:Victim). 一方で, 今回の解説のように, 一見すると問題の要因が自分以外のところにありそうでも, 状況を客観視し, 問題の要因を自分自身に引き寄せることができれば, 行動の変化につなげることができます (自責:Player). 指導医とのかかわりでの問題に直面した際はもちろん, 一見, 自分以外の要因が問題だと思えても, 自分自身に問題を引き寄せるようにできれば, 自分の行動で問題を解決できることも多いでしょう (**図2**).

● 指導医との関係構築のあり方を探ろう

　自分の発達度と指導スタイルの理解を踏まえて, 関係構築のあり方を検討していきます. 　理想は自分の発達度に合わせた指導スタイルをとってもらうことです. しかし, この際注

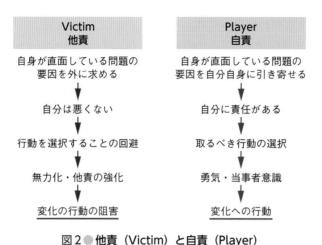

図2 ● 他責（Victim）と自責（Player）

意したいのは，**はじめは指導医のリーダーシップ・スタイルに合わせて診療を行うのがよ**いことです．というのも，指導医のスタイルを代えることは一筋縄ではいかないことが多いですし，熟練した指導医の場合は，あえてそのような指導スタイルをとることもあるからです．したがって，まずは指導医のスタイルに合わせてみるのとよいでしょう．しかし，冒頭の［**事例1**］のように研修医の発達度が高いにも関わらず，指導医が指示型である場合や，［**事例2**］のように研修医の発達度が低いのに，指導医が委任型である場合のように，研修医の発達度と指導スタイルにギャップがある場合は困るのではないか？と不安に思う読者の皆様も多いと思います．

　そこで，日頃の積み重ねにより信頼関係を築くことで，指導医に指導スタイルを変えてもらうことや，距離感を変えてもらうように働きかけていくことを提案します．そのためにはどうすればよいでしょうか？ ここでは指導医を動かすこと効果的なことを4つ述べます．

指導医とのかかわり方を向上する4つの方法

❶ 確実にやり遂げ，期待を上回る成果を上げること

　診察などの**任された臨床業務は確実にやり遂げる**ことが重要です．**そのうえで，プラスアルファの仕事ができないかを考えましょう．**例えば，ルート確保など研修医でも安全にできる手技，日常のカルテ記載などは積極的に行いましょう．さらに，病棟からのコールや処方，紹介状などの文書作成など，自ら進んで行います．さらには，学術的なこと（抄読会や学会発表）は積極的にかかわるようにするのがよいです．その際の重要なポイントは，期日を確実に守ることです．完成度を追い求めるあまり期日に合わない，よりも期日内に自分でできるところまでやり遂げて提出する方が，指導医にとっては好印象です．

❷ 信頼できる情報源になること

　指導医は病棟業務に加えて外来業務や診療以外の業務もあり多忙です．患者さんのところに足繁く診察しにいきたくても難しいのが現実です．ですので，**研修医の皆さんが患者さんのところに足繁く通い，患者さんに起きている問題をいち早く把握し，指導医に報告する**ことができると，指導医にとって皆さんは貴重な存在になるでしょう．

　また，報告のしかたも工夫をしましょう．指導医によって報告の受け方の好みは2つに分けることができます．

> A. 頻繁に報告を受けるのを好む
> B. まとめて一日の決まった時間に受けるのを好む

　Aのタイプの場合は，小まめに報告します．報告が漏れてしまうことはもちろん，事後報告になると，信頼が損なわれるリスクが高いです．このくらいなら自己完結できると思っても，タイムリーに報告するのです．そうすることで信頼してもらいやすくなります．Aのタイプであっても，研修医への信頼が高まれば，緊急度の低い場合については，タイムリーに報告を求めなくなります．信頼が高まったと感じれば，報告のしかたについてある程度まとめて報告する方法をとることを指導医に提案してみるとよいでしょう．

　Bのタイプでもはじめはこまめに報告するのがよいでしょう．そのうえで緊急で報告が必要でない事項については，まとめて報告するように移行するのがよいでしょう．この際，どのような案件なら事後報告でよいかを確認しておくと，指導医が重要だと感じることが事後報告になってしまうことを未然に防ぐことができます．

❸ 指導医が時間や資源を有効活用できるように配慮すること

　初期研修医の場合，専攻医が指導医になることも多いでしょう．冒頭の［事例2］の指導医D先生のように，消化器内科の専攻医は，内視鏡の検査の経験を多く積みたいけれど，病棟からのコールが多く，内視鏡の検査に集中できず困っているかもしれません．忙しくなってしまうと，指導に時間を割くことが難しくなることも多いでしょう．そこで，**指導医の目標や目的を達成する手助けやプレッシャーを軽減できることがないか考えてみましょう**．❶で述べたように，臨床業務を自ら進んで行い，指導医の手助けになることができれば感謝されることになります．さらに指導医の時間にゆとりができれば，研修医の皆さんへの教育の時間を割くことにつながります（研修医のお陰で指導医の業務の負担が減れば，自然と研修医のために教育的な行動をしようと思うきっかけになります）．

❹ 自律的に動くこと

　指導医が指示型のスタイルをとる場合でも，逐一研修医に指示をすることは難しいです．自律的に動けるようになりましょう．といっても，自律的に何をしてよいかすらわからない，ということもあると思います．そのようなときは自主学習するよりも，**患者さんのところにまずは行ってみるのがよいでしょう**．ローテートのはじめの時期や，1年目で検査

オーダーや処方などに自信がないときでも，患者さんの診療を行い，身体所見をとり，カルテ記載を積極的に行いましょう．さらに，担当看護師さんに患者さんの気になることや看護師さんが困っていることがないかを聞いてみましょう．そうすることで，自分にできることがきっとみつかるはずです．

　これら4つのことを心得て研修をしていくと，指導医からの信頼度も高くなるでしょう．そうすれば指導スタイルも徐々に研修医に任せるスタイルになっていくことになります．また，指導スタイルと研修医の発達度のレベルにギャップがあったとしても，こちらの要望をお願いしやすくなります（信頼が低い状態でお願いしても，受け入れてもらえる可能性は低いですし，指導医の印象もよくないでしょう）．

【コラム：自分は指導医に反抗的？ 依存的？】

研修医の皆さんがしっかりアセスメントして治療方針を考えていく必要があるのは言うまでもない話ですが，研修医の立場上，最終的な判断は指導医に依存することになることが多いです．したがって，自分の考えていたプランが指導医の判断によって変わってしまうと，それなりにストレスに感じてしまうこともあるでしょう．このようなときフラストレーションをどのように対処するかはその人の指導医への依存傾向によって異なります．つまりは，このような状況に直面すると，反射的に逆らってしまい，ときには感情的になってしまう対応をとってしまう人（反依存型）も多いのではないでしょうか．反対に，指導医が好ましくない決定をしたときにも，グッとこらえて従順に振る舞う人（過剰依存型）に分けることができます．

● 反依存型（上司の意見に反抗しがち）

自分の意見をもっており，指導医の指示でも疑問をもちながら診療するタイプです．自分で考える力がつきやすい一方で，指導医に反感を抱いて行動していることが指導医に伝わりやすい人が多いです．指導医に負の感情を抱かれやすく，指導してもらいにくくなるため注意が必要です．自分がどのような反応（明らかに不服そうな表情になってしまう，反発的な言い方になってしまう，など）が出てしまうか把握しましょう．そして，感情を抑えて反感が伝わらないようにコミュニケーションをとるようにしましょう．上に述べた4つの方法を用いて指導医の信頼を積んでいくことも重要です．

● 過剰依存型（上司は自分を守ってくれる存在と考えて，自分の意見や感情を押し殺して従おうとする）

指導医の指示をすんなりと受け入れやすい一方で，自分の意見と相違があっても，自分の意見や感情を押し殺して指示に従いやすいタイプです．指導医と対立することは稀ですが，自分の意見を主張できないことや，いざ意見を求められた際に自分の意見を述べることができなくなる可能性もあります．さらには，なんでも指導医の意見に従ってしまうことでせっかくの自分の努力と能力が患者さんに還元できないことになります．指導医も人間ですので，無限の時間や知識の持ち主ではないことを認識しましょう．指導医との信頼

関係を築く努力を日頃からしていれば，たとえ間違っていたとしても，自分の意見はきっと聞いてもらえるはずです．

● 冒頭の事例の後日談

事例1

　Aさんはほかの研修医に指導医のB先生について詳しく聞いてみたところ，同様のことで怒られたという研修医が多いことに気づきました．非常に慎重な先生で，挿管などの手技は非常にうまいようですが，研修医に手技を任せることはなく，自分で施行する方のようです．典型的な指示型のスタイルでした．一方で，B先生以外の先生はコーチ型や援助型の先生が多いようでした．そこで，研修に慣れてきたタイミングで，B先生以外の先生と麻酔に入る場合は，自主的に動くようにしましたが，B先生と一緒に麻酔に入る場合は，診療方針について逐一確認をとる形とし，それを継続しました．研修も終わりが近づいたある日，B先生と麻酔に入っていると，「麻酔のことも慣れてきたようだから，挿管を一緒にやってみるか」と声をかけられました．挿管のコツも教えてくれ，非常にわかりやすく，Aさんにとって大きな学びになりました．

事例2

　Cさんはほかの研修医や仲のよい専攻医の先生に指導医D先生について詳しく聞いてみました．どうやら，D先生は内視鏡で忙しいうえに学会発表も迫っていて忙しいようです．放置型の指導スタイルのように見受けられましたが，まずは自分でできることをみつけて実行するようにしました．担当患者さんのところに頻回に診察に行き，カルテ記載，頓用薬の処方を行いました．採血検査のオーダーは自分で考えてオーダーし，D先生が昼休憩の時間帯に患者さんの報告と検査の予定など今後の方針を相談するようにしました．ある日，患者さんを診察していると，黒色便があったということでした．バイタルの異常はないものの，直腸診をすると黒色便を認めました．D先生は内視鏡中でしたが，内視鏡室に行ってD先生に報告したところ，緊急で内視鏡を施行する方針になりました．その結果，消化管出血が見つかり，すみやかに止血術を行ってもらえました．D先生から「C先生のお陰で助かったよ．本当に頼りになるね．C先生にずっと研修していてほしいよ．よかったら今度一緒に内視鏡をしてみないかい？上の先生にも頼んでみるよ」と声をかけてもらい，これまでの努力が報われた気持ちになりました．

● おわりに

　研修医として働く以上，指導医とかかわりながら診療をすることになります．特に初期研修医はローテートのため，月替わりで指導医が代わることも多く，短期間で指導医と良好な関係を築くのは容易ではないですが，自分たちの考え方や接し方次第で良好な関係を築く可能性を秘めています．"指導医と相性が合わない！"と嘆いても問題は解決できないので，どこで問題が起きているのか考えましょう．**指導医に動いてほしければ，まずは自分が動いてみること**が重要です．指導医は皆さんより多くの経験を積んできています．医学的な知識や技術はもちろん，患者さんや家族の接し方，メディカルスタッフとのかかわり方，ワークライフバランスなど，学ぶことは幅広いです．指導医とよりよい関係を築くことができれば，皆さんの研修がより充実したものになるでしょう．

参考文献

1）「【新版】グロービスMBAリーダーシップ」（グロービス経営大学院/編著），ダイヤモンド社，2014

Profile

八木　悠 (Yu Yagi)

がん・感染症センター都立駒込病院 腫瘍内科
各科をローテートするたびに環境が変わると慣れるのにも大変ですが，慣れると多くのことを吸収できます．この記事が皆様の研修をよりよくできる一助になれば幸いです．

松原知康 (Tomoyasu Matsubara)

広島大学 脳神経内科
「士別れて三日なれば，即ち更に刮目して相待すべし」と指導医は肝に銘じておかないと，ですね．

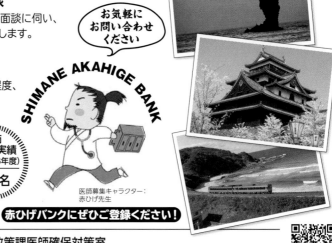
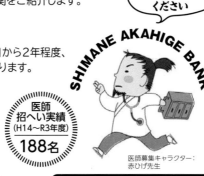
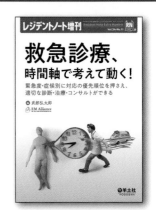

第70回　混合診療の落とし穴に気をつけよう!

木村　聡

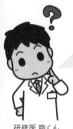

研修医 臨くん

> 先生！ 前立腺がんの患者さんから「どうしても心配だから今月2回目の
> PSA検査をしてほしい」と言われたのですが，こっそり2回目をやって
> あげてもよいですか？

> がんがすでに確定している患者さんの腫瘍マーカー検査は,「検査」とし
> てではなく「悪性腫瘍特異物質治療管理料(検査に要する費用も含む)」
> として月1回までの算定と決まっているんだ. つまり「保険診療」内で
> は，2回目以降の検査費用は個別に請求できないんだよ.
> 仮に検査をして，その費用を患者さんに実費請求すると保険診療と自費
> が混在する「混合診療」に該当するから絶対避けるべきだよ.

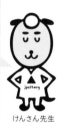

けんさん先生

> 患者さんの気持ちもわかるし，どうしたものか…

解 説

● まずは保険診療のおさらい

　保険診療とは健康保険法等の法に基づく保
険者と保険医療機関との契約で，保険医療機
関の指定や保険医の登録は保険診療のルール
を熟知していることが大前提になります.

　健康保険法では，基本的理念のなかで「給
付内容および費用の負担の適正化」について
言及されています. さらに省令である療養担
当規則では，保険診療を行ううえで，保険医
療機関と保険医が遵守すべき事項を厚生労働
大臣が定めています. つまり図1が大前提に
なります.

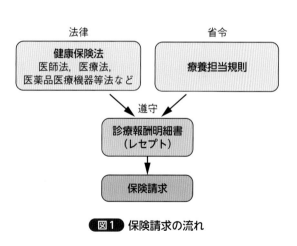

図1 保険請求の流れ

● 「悪性腫瘍特異物質治療管理料」の注意点

　　検査としてではなく，がんの管理を行う費用としての請求となりますので，「腫瘍マーカー検査の結果および治療計画の要点を診療録に添付または記載する」という要件があります．検査結果のコピー＆ペーストだけではなく，しっかりとその検査結果に基づいた治療計画の記載を行ったうえで請求しましょう．

● さて，表題に戻りますと…

　　患者さんに「自己負担でも混合診療になるから2回目の検査はできません」と言うべきでしょうか？

　　いえいえ，病院内で「選定療養」として腫瘍マーカー検査の自費診療に関する規定をしっかりと設けていることもあります．

　　医科において混合診療はほとんど認められませんが，「評価療養」「患者申出療養」「選定療養」（図2）に関しては，一部分を自費で徴収することが認められています．腫瘍マーカーの

評価療養	高度の医療技術を用いた療養などで，将来，公的保険給付の対象とするべきかどうか評価を行うもの	将来の保険導入に向けた評価
患者申出療養	未承認薬を迅速に使用したいという患者の思いに応えるために創設．患者からの申出を起点とした制度	
選定療養	患者の快適性・利便性に関する療養および医療機関や医療行為等の選択に関する療養	保険導入を前提としない

図2 医科において混合診療が認められる例

AFP，CEA，PSA，CA19-9は「選定療養」に含まれ，混合診療が認められる数少ない検査です．

　　自施設での「選定療養」の規定と料金を確認し，自費であることをしっかり説明して，希望する方には行ってください（院内での料金表示や文書による同意書も重要）．

● その他，検査で避けるべきこと

　　保険適用とならない検査をいわゆる「レセプト病名」で行うことは避けるべきです．

> **実施した検査の査定を逃れるための不適切な傷病名の例**
> ・出血・凝固検査 → 「播種性血管内凝固症候群」
> ・MPO-ANCA 検査 → 「急速進行性糸球体腎炎」
> ・（1→3）-β-D-グルカン検査 → 「深在性真菌症」

　　これらは厚生労働省で指摘されていたレセプト病名です．

● 回数以外にも保険診療上注意が必要な検査

　　例えば「RSウイルス抗原検査」の保険適用は，①入院中の患者，②1歳未満の乳児，③パリビズマブ製剤の適応の患者に限定されています．

　　このように**対象患者が絞り込まれている検査もあります**ので，疑問に思ったら上級医や医事事務の担当者にしっかり確認していくことが重要です．

● まとめ

　　現在，社会保険制度は医療費の増大や少子高齢化に伴い，岐路に立たされているといえます．今後の医療の主役になる皆さんが，検査にかかわる混合診療のメリットとデメリットをしっかり理解しておくことが重要です（図3）.

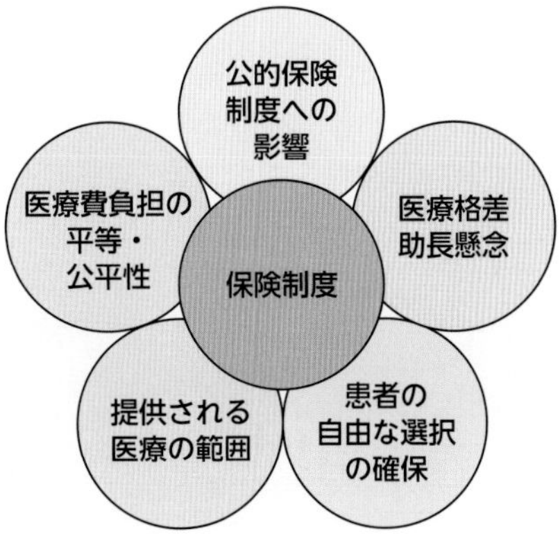

図3 混合診療の論点
みんなで考え，永続できる制度を構築することが大切．

今月のTips!

検査の保険適用に関する知識をしっかり身につけ，混合診療の罠にかからないように心がけましょう！ KY（検査やりすぎる）医師ではなく，YK（よい検査をする）医師をめざしてください．

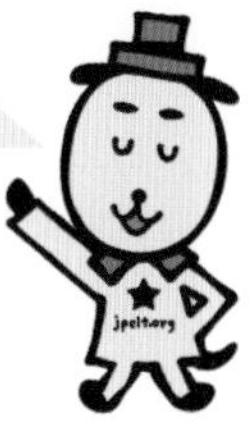

参考文献

1）厚生労働省：いわゆる「混合診療」問題について．2004
https://www.mhlw.go.jp/topics/2005/bukyoku/hoken/1-3.html
2）厚生労働省：先進医療の概要について．
https://www.mhlw.go.jp/stf/seisakunitsuite/bunya/kenkou_iryou/iryouhoken/sensiniryo/index.html
3）「診療点数早見表 2022年4月版」（医学通信社/編），医学通信社，20223）

※日本臨床検査医学会では，新専門医制度における基本領域の1つである臨床検査専門医受験に関する相談を受け付けています．専攻医（後期研修医）としてのプログラム制はもちろん，一定の条件を満たすことができれば，非常勤医師や研究生としてカリキュラム制でも専門医受験資格を得ることが可能です．専攻した場合のキャリアプランならびに研修可能な施設について等，ご相談は以下の相談窓口までお気軽にどうぞ！！
日本臨床検査医学会 専門医相談・サポートセンター E-mail：support@jslm.org

※連載へのご意見，ご感想がございましたら，ぜひお寄せください！ また，「普段検査でこんなことに困っている」「このコーナーでこんなことが読みたい」などのご要望も，お聞かせいただけましたら幸いです．rnote@yodosha.co.jp

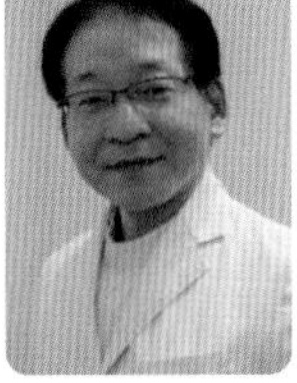

今月のけんさん先生は…
北九州市立八幡病院臨床検査科の木村 聡でした！
今後，治療が高度化するにしたがって，ますます病気以外の知識も必要となってきます．まずは患者さんが不利益にならないように，次に自身が無用なトラブルに巻き込まれないように，病気だけではなく「医療」に関する知識もしっかりと身につけた医師でありたいですね．

日本臨床検査医学会・専門医会 広報委員会：
五十嵐 岳，上蓑義典，江原佳史，尾﨑 敬，木村 聡，久川 聡，後藤和人，千葉泰彦，常川勝彦，西川真子，藤井智美，増田亜希子

臨床検査専門医を目指す方へ

日本臨床検査医学会
Japanese Society of Laboratory Medicine
日本臨床検査専門医会

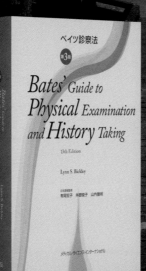

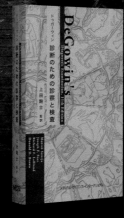

内科病棟診療のための

Practice-Changing Evidence
いつもの診療をアップデート

第5回

本連載では，臨床現場ではまだ十分に実施されていないものの，今後の常識となりうる「診療を変えるエビデンス（Practice-Changing Evidence）」を紹介します．今の診療を見直して，より良い病棟診療を目指しましょう．

グラム陰性桿菌菌血症の治療期間

鈴木智晴

浦添総合病院 病院総合内科／質の高い病棟診療ワーキンググループ（日本病院総合診療医学会）

Point

- 臨床経過がよければ，グラム陰性菌による菌血症の治療期間は7～14日間でよいかもしれない
- 短期間の抗菌薬治療は臨床アウトカムを悪化させずに抗菌薬の使用量を減らす

はじめに

　今回で第5回ですが，再度感染症を取り扱います．感染症は入院診療で多くのウェイトを占める，重要なトピックもたくさんあります．一般に血流感染の治療期間は14日間とされてきましたが，近年7日間〜に短縮できないか検討したランダム化比較試験が出ています．耐性菌や抗菌薬による有害事象を増やさないよう，適切な期間，できれば短期間で治療を行いたいですが，安全に治療できるのでしょうか．今回はそんな疑問に答えます．

症例

　76歳女性．複数回の膀胱炎の罹患歴あり．悪寒戦慄と発熱，右背部痛を主訴に受診した．薬歴なし．糖尿病やHIV，尿管結石や排尿障害の既往なし．体温39.0℃，血圧120/86 mmHg，脈拍数110回/分・整，呼吸数24回/分，SpO2 98％（室内気）．右肋骨脊柱角（costovertebral angle：CVA）の叩打痛あり．検体検査：白血球数13,000 /mm³，尿沈渣で白血球＞100個/HPF，腹部エコーでは尿管や膀胱の拡張はなく，腎膿瘍の所見もなし．肝・胆道も特記すべき所見なし．尿グラム染色ではグラム陰性桿菌を検出し，右急性腎盂腎炎の診断で入院した．翌日，血液培養でもグラム陰性桿菌が発育し菌血症の合併も判明した．

　指導医：さて，尿路感染症の患者さんですが，菌血症を合併していますね．今後の治療プランを立てましょう．

　研修医：そうですね，腎膿瘍や尿路の閉塞はなさそうですので，ドレナージは必要なさそうです．菌血症ですので14日間の治療が必要だと思います．

指導医：そうですね，でも条件がそろえば，治療期間は必ずしも14日間でなくてもよいようです．いくつか文献を見ていきましょう．

論文1 グラム陰性菌菌血症の治療期間は7日間に短縮できる可能性がある[1]

Yahav D, et al：Seven Versus 14 Days of Antibiotic Therapy for Uncomplicated Gram-negative Bacteremia：A Noninferiority Randomized Controlled Trial. Clin Infect Dis, 69：1091-1098, 2019（PMID：30535100）

● 背景：抗菌薬の適正使用の重要性の高まりと抗菌薬治療期間の短縮化

薬剤耐性菌による感染症は世界的な問題であり，抗菌薬の使用量を減らすことは耐性菌を減らすことにつながることがわかっています[2]．本連載の第1回（2022年9月号）でも市中肺炎の治療期間は短くできると紹介しましたが，菌血症の治療期間も短縮できるのでしょうか？ 今回はグラム陰性菌による菌血症を対象として，抗菌薬の治療期間を，患者のアウトカムを変えずに14日間から7日間に短縮できるかどうか検証した研究をご紹介します．

● 方法：非劣性試験による，既存の治療に比べて劣っていないことを示すための検証

本研究はイスラエルとイタリアの3つの医療機関で実施された多施設非盲検ランダム化非劣性試験です．好気性グラム陰性菌による血流感染の成人患者（≧18歳）が対象で，48時間以上発熱がなく循環動態が安定していることを組み入れ条件として，抗菌薬治療の7日目に，無作為に介入群（7日間の抗菌薬治療）と対照群（14日間の抗菌薬治療）に割り付けられました．長期の治療が必要である感染性心内膜炎，壊死性筋膜炎，骨髄炎等は除外されています．

● 結果：短期間の治療でも，90日時点でのアウトカムは悪化しなかった！

主要アウトカムは割り付けから90日後の複合アウトカム（総死亡，菌血症の再燃を含む）で，主要アウトカムは非劣性マージンを超えず，つまり14日間の治療に比べ7日間の治療でもアウトカムは悪化しませんでした．副次アウトカムである，退院後に日常生活活動作が改善するまでにかかった日数は短期間の治療の方が1日早く日常生活活動作が回復していました．

● 考察と臨床への応用：
緑膿菌への短期治療の適用ができるかどうかは不明

感染巣に対する処置を要さない，腸内細菌による血流感染では2日以上解熱していれば7日間へ抗菌薬治療を短縮できるかもしれません．ただし緑膿菌の出現頻度が低かったため，本菌も7日で治療できるかどうかについての判断は難しいです．また入院期間の中央値は両群ともに3〜4日程度でしたので，経口薬への切り替えは4日目くらいを目安に考えられそうです．

本研究では非劣性試験であり，短期間の抗菌薬治療が従来の治療に比べ治療成績が劣っていないことを検証するものでした．そのため短期間の治療が有害事象に勝るメリットをもってい

るのかということは不明でした．これを検証すべくアウトカムとして Desirability of Outcome Ranking / Response Adjusted for Duration of Antibiotic Risk（DOOR/RADAR）という新規の指標を利用したのが次の研究です．

論文2　7日間の抗菌薬治療の臨床転機は14日間の治療に比べて良好で，さらに抗菌薬の曝露量も減らす[3]

Molina J, et al：Seven-versus 14-day course of antibiotics for the treatment of bloodstream infections by Enterobacterales：a randomized, controlled trial. Clin Microbiol Infect, 28：550-557, 2022（PMID：34508886）

● 背景：短期の治療による有益性を，少ない有害事象で実現できないか？

論文1[1] では非劣性試験デザインであり劣っていないことを示すことはできていましたが，臨床に実装するにあたっては，安全で有益性があるとわかっている方が望ましいです．論文2[3] では治療の終了にあたっては臨床的な改善を示す一定の基準を満たすことを前提とし，満たしていなければ治療を延長して再評価するという実臨床に近い状況になっています．

● 方法：優越性デザインとDOOR/RADAR

スペインの5施設で実施された多施設共同研究です．腸内細菌による血流感染の成人患者（>18歳）が対象で，無作為に介入群と対照群に割り付けられました．主な除外基準は感染巣の制御がされておらず24時間以内に介入される見込みもない場合などが含まれました．介入群では割り付け後7日間で治療を終了できるか検討し，対照群では14日間で治療を終了できるか検討しました．また治療開始後の48～72時間で血液培養を採取し陰性化を確認しています（follow-up blood culture：FUBC）．予定通りに7日間，あるいは14日間で治療を終了できる基準に達した場合をper-protocol（PP）解析[※注1] の対象としています．抗菌薬の終了にあたっては，FUBC が陰性化し，かつ発熱や感染による症状が72時間以上ないことを条件としています．治療終了の基準を満たさなければ治療を継続し，48～72時間で再評価を行って安全性を担保しようとしています．

【DOOR/RADAR】

一般に，臨床研究では有益性と害を別個に評価するものですが，どちらが優先されるのかについては客観的な指標がなく，臨床家の判断に委ねられていました．DOOR/RADAR[4] は，有益性と有害事象の複合アウトカムで，各患者において有益性と有害事象のバランスのランク付けを行い，上位のランクの患者（有益性が勝っている個人）が，どちらのグループに多く含まれるのかをみることによって介入が対照に比べて勝るかどうかを評価する方法です．抗菌薬の治療期間におけるDOOR/RADAR[5] は① 患者を有益性と有害性に基づくアウトカムで分類し，② アウトカムがよい順位（DOOR：desirability of outcome ranking）で研究参加者のランク

※注1：per-protocol解析：研究計画（protocol）通りに基準を満たした例を対象とした解析．

付けを行います（DOORは臨床転機／治療期間で示され，転機が良好で抗菌薬の使用期間が短い患者でランクが高くなります）．RADAR（response adjusted for duration of antibiotic risk）のプロセスにおいては同じランクの患者では，抗菌薬投与日数が少ない方を高ランクとします．最終的にアウトカムがよい順で並べた後，抗菌薬使用日数の少ない順で並べることによって，抗菌薬の治療期間よりも臨床アウトカムを重視したランク付けができるわけです．介入群で高いDOOR/RADARを示す確率が50％を超える場合，介入による有益性が有害性よりも高いと判定します．本研究では臨床転機のランクを次のように分類していました．ランクが高い順から，① 有害事象を伴わず治癒した，② 発熱が再燃したが治癒した，③ 重度の有害事象はあったが治癒した，④ 治癒しなかった，⑤ 死亡した．

● 結果：やはり短期の治療でも臨床アウトカムは変わらない．
DOOR/RADARにおける有益性は短期の治療が勝った

231名が対象となりました．Intension-to-treat（ITT）解析[※注2]では介入群110名・対照群122名，PP解析では介入群93名・対照群108名が解析の対象になりました．年齢の中央値は介入群が65歳，対照群で68歳で，患者背景としては対照群で基礎疾患として慢性腎臓病が多く，グラム陰性菌血流感染の原因となった疾患として呼吸器感染が多いという差がありました．

介入群の抗菌薬治療期間は7日間（IQR：7〜14日）で対照群の治療期間は14日間（14〜16日）で，約7割が入院患者でした．予定の治療期間で抗菌薬治療を終了する基準を満たしたのはITTで介入群の77.3％，対照群の79.8％，PPでは介入群の90.3％，対照群の94.4％でした．

死亡や血流感染の再燃，再度の発熱，重感染，薬剤有害事象にはITTでもPPでも有意差がなく，DOOR/RADAR解析では50％で両群間が同程度で差がないということになりますが，介入群で77.7％でした．つまり**短期の抗菌薬治療の方が，有害事象や抗菌薬治療日数を踏まえた臨床アウトカムにおける有益性が大きい**という結果でした．

● 考察と臨床への応用：
7日間の治療は妥当と考えられるが，臨床経過をみて判断する必要がある．また本研究のDOOR/RADARの解析は*post-hoc*解析であり解釈には注意が必要

有意水準5％としても有意差はなく，7日間の治療終了をめざす方法と14日間の治療を行う方法ではアウトカムに差がないように思われます．ただし，短期の治療終了をめざす群でも四分位範囲が7〜14日となっており，症状をみながら治療期間が延びた場合が少なくなかったと推定します．また本研究ではDOOR/RADARは研究デザインの段階で実施が予定されていたわけではない（*post-hoc*解析）ため，改めてDOOR/RADARを評価する目的でデザインされた研究が必要です．

※注2：intension-to-treat解析：脱落例も含め，はじめに割り付けられた通り解析を行うこと．

> **コラム** グラム陰性桿菌菌血症では血液培養の陰性化を確認する必要はなさそう
>
> グラム陽性菌による血流感染，特に黄色ブドウ球菌菌血症ではフォローアップの血液培養（FUBC）を採取すると思いますが，グラム陰性桿菌による血流感染でFUBCが必要なのかどうかはわかっていませんでした．このことを検討した研究[6]をご紹介しましょう．米国の4施設の多施設後方視的観察研究で，グラム陰性桿菌による血流感染においてFUBCを行った患者とFUBCをしなかった患者に対してpropensity scoreによる1：1マッチングによる解析が行われました．グラム陰性桿菌菌血症となった376名が組み入れ基準を満たし，うち271名が解析の対象になりました．結果，FUBCを実施した群で抗菌薬治療期間および，入院期間が延長し（抗菌薬治療期間：8日 vs 6日，入院期間：9日 vs 7日），入院死亡に差はありませんでした（10％がFUBC陽性となりました）．後ろ向きコホート研究ですが，propensity scoreで調整して比較しており調整に使用した変数に関しては両群に差がなく「擬似的な」ランダム化比較試験といえそうです．今後の前向き介入研究の結果が待たれますが，無駄な培養をとらないということは診療の質の改善における重要なポイントだと思います．

症例のその後

患者は治療5日目には解熱し，右背部痛および右CVA叩打痛も消失した．

研修医：このままいけば，この患者さんは7日目で治療を終えてもよさそうです！
指導医：そうですね．抗菌薬の適正使用が重要な問題になっていますし，入院が長くなると患者さんの日常生活動作も低下しますので治療を終了して退院しましょう．米国の研修では研修医の評価項目に，患者安全と医療の質の改善が含まれています．抗菌薬適正使用も含まれると思いますので，うちの病院の感染管理室とも情報共有しましょうか．
研修医：はい！いろいろ相談したいです！

治療開始から7日まで経過をみたが発熱や感染による症状は消失したままであり，無事に自宅へ退院した．フォローアップの外来でも症状の再燃はなく，終診とした．

おわりに

医療の質の改善や，患者安全は今後ますます，日本でも重要視されると思います．ホスピタリストの重要な「専門性」にはこれらが含まれますので，日々コミットしていきたいものです．

紹介した論文のまとめ

	①Yahav D, et al：Seven Versus 14 Days of Antibiotic Therapy for Uncomplicated Gram-negative Bacteremia：A Noninferiority Randomized Controlled Trial. Clin Infect Dis, 69：1091-1098, 2019（PMID：30535100）	②Molina J, et al：Seven-versus 14-day course of antibiotics for the treatment of bloodstream infections by Enterobacterales：a randomized, controlled trial. Clin Microbiol Infect, 28：550-557, 2022（PMID：34508886）
クリニカルクエスチョンとその回答	**重要度：★★★★★** ・グラム陰性菌菌血症の入院患者において，短期の抗菌薬治療（7日間）は長期の抗菌薬治療（14日間）と比べ死亡や再燃を含む複合アウトカムにおいて非劣性を示せるか？ →Yes. 短期の抗菌薬治療は複合アウトカムにおいて非劣性であった.	**重要度：★★★★★** ・腸内細菌による血流感染の抗菌薬の治療において，7日間の治療は14日間の治療に比べ，臨床アウトカムに差を生じさせず，抗菌薬への暴露量を減少させるのか？ →Yes. 7日間の抗菌薬治療は臨床アウトカムを悪化させずに抗菌薬の曝露量を減らした.
研究の方法論と対象	**方法論** ・多施設非盲検ランダム化比較試験（非劣性デザイン） **対象** ・イスラエルとイタリアの3つの医療機関で実施された. 好気性グラム陰性菌による血流感染の成人患者（≧18歳）が対象で，48時間以上発熱がなく循環動態が安定している場合は，抗菌薬治療開始後7日目に無作為に介入群と対照群に割り付けられた. ・対象の疾患：尿路，腹腔内，呼吸器，中心静脈カテーテル関連，皮膚軟部組織感染および感染巣が不明の場合. **除外基準の概要** ・その他の感染巣（心内膜炎，壊死性筋膜炎，骨髄炎等），感染巣が制御されていない場合，複数菌の検出，特定の起因菌（ブルセラ，サルモネラ），免疫不全（好中球減少，HIV感染，直近の同種幹細胞移植）.	**方法論** ・多施設非盲検ランダム化比較試験 **対象** ・スペインの5つの医療機関で実施された. 腸内細菌による血流感染の成人患者（>18歳）が対象で，無作為に介入群と対照群に割り付けられた（入院・外来問わず）. **除外基準** ・妊娠中，感染巣の制御がされておらず24時間以内に介入される見込みもない場合，化学療法中かつ好中球減少（<500個/mm³）が7日以上続くと予想される場合，長期の抗菌薬治療が必要な病態（例：骨髄炎，髄膜炎，前立腺炎等），血流感染に加え抗菌薬治療が必要な別の感染がある場合，carpenemase産生腸内細菌による血流感染，複数菌による血流感染，72時間以内に亡くなりそうな場合.
介入（曝露）と対照，アウトカム	**介入（曝露）と対照** ・7日間の治療（介入）vs 14日間の治療（対照）. ・抗菌薬は菌血症の起因菌に対する感受性があるもの. ・抗菌薬の種類や経口薬への変更のタイミング，退院のタイミングは担当医が決定した. **アウトカム** ・主要アウトカム：90日後の複合アウトカム（総死亡，菌血症の再燃，局所の化膿性合併症（例：入院時にはなかった腎膿瘍や膿胸など），遠隔臓器での合併症，再入院，14日を超える入院）. ・副次アウトカム：主要アウトカムに含まれた個別の項目，90日以内の臨床的または微生物学的に確認された新規の感染症，30日時点での身体機能，90日以内にもとの身体機能に戻るまでにかかった時間，90日以内の生存者あるいは全患者の入院日数，90日以内に使用された抗菌薬の日数の合計とグラム陰性菌菌血症に対して適切に使用された抗菌薬治療の期間，耐性菌の発生，有害事象（*Clostridioides difficile* 感染など）.	**介入（曝露）と対照** ・7日間の治療（介入）vs 14日間の治療（対照）. ・各施設のガイドラインに沿って，起因菌に対する感受性がある経口あるいは静注抗菌薬が投与された. ・治療期間終了後48〜72時間で血液培養を採取した. ・プロトコル：抗菌薬の終了にあたり，上記血液培養が陰性かつ発熱や感染による症状が72時間以上ないことを条件とした. ・終了の基準を満たさなければ治療を継続し，48〜72時間で再評価した. ・血液培養からグラム陰性菌を同定して以降，72時間以内にランダム化した. **アウトカム** ・主要アウトカム（優越性デザイン）：血液培養採取後の抗菌薬治療の日数. ・副次アウトカム（非劣性デザイン）：腸内細菌血流感染の再燃，再度の発熱，感染に伴う症状の改善，フォロー終了時点での有害事象. ・その他，探索的なアウトカム：生存，追跡不能となった症例. ・*post-hoc*解析：DOOR/RADARによる分析.
結果と結論	**参加者** ・604名が対象となった. 主要アウトカムは脱落なし. ・年齢（中央値）：介入群65歳，対照群68歳. ・対照群でCKD（慢性腎臓病）と呼吸器感染が多かった. **代表的な結果** ・主要アウトカムには有意差なし. ・副次アウトカムでは，入院期間に差はなく， 　●退院後に日常生活動作が改善するまでにかかった日数は介入群が2日 vs 対照群が3日で有意差あり. 　●割付後90日以内に抗菌薬が使用された合計の日数は介入群が10日 vs 対照群が16日で有意差あり. ・菌血症の原因は尿路感染症が60％程度で最多. ・セファロスポリンおよびβラクタム＋βラクタマーゼ阻害薬の使用割合は介入群で74.8％，対照群で77.1％. ・介入群の36％，対照群の19％は静注だけで治療を受けた. ・経口抗菌薬は両群とも70％程度でキノロン系だった. **結論** ・グラム陰性菌菌血症の入院患者において，7日間の抗菌薬治療は14日間の抗菌薬治療と比べ死亡や再燃を含む複合アウトカムにおいて非劣性だった.	**参加者** ・231名（93.1％）が対象となった. ・介入群110名，対照群122名がIntension-to-treat（ITT）解析. ・介入群93名，対照群108名がPer-protocol（PP）解析. ・年齢（中央値）：介入群65歳，対照群68歳. ・対照群でCKDと呼吸器感染が多かった. **代表的な結果** ・介入群の治療期間は7日間（7〜14日）で対照群の治療期間は14日間（14〜16日），約7割が入院患者だった. ・予定の治療期間で抗菌薬治療を終了する基準を満たしたのはITTで介入群の77.3％，対照群の79.8％，PPでは介入群の90.3％，対照群の94.4％だった. ・死亡や血流感染の再燃，再度の発熱，重感染，薬剤有害事象には差がなかった（ITTでもPPでも変わらず）. ・DOOR/RADAR解析では介入群の77.7％が対照群に比べて良好な転機となった. **結論** ・感染巣の制御ができていれば，7日間の抗菌薬治療は14日間の抗菌薬治療に比べて抗菌薬への暴露は少なくなり，臨床アウトカムも悪化しなかった.

実臨床への応用	臨床応用のしやすさ：★★★☆☆ ・経口に切り替える場合はキノロンになるのかもしれない. ・緑膿菌は起因菌の頻度としては少なく適用が難しい. ・非劣性マージンが10％であることは一般化可能性を低くするかもしれない. **今日からできること** ・尿路, 腹腔内, 呼吸器, 中心静脈カテーテル関連, 皮膚軟部組織感染による, 感染巣に対して処置を要さない腸内細菌による血流感染では, 2日以上解熱していれば7日間の静注での入院治療を考慮する. ・キノロンによる治療が必要な状況では, 経口に切り替えて早期に退院してよいかもしれない.	臨床応用のしやすさ：★★★★☆ ・介入群（短期治療群）でもIQRが7〜14日であり, 臨床判断で治療が長期になったケースが少なくない可能性がある. ・DOOR/RADARの結果はpost-hoc解析であり, 症例数が不十分な可能性もある. ・緑膿菌は含まれておらず, 緑膿菌菌血症には適用不可. **今日からできること** ・感染巣に対して処置を要さない腸内細菌による血流感染では, 3日以上解熱し症状が軽快していれば, 7日間の抗菌薬治療を考慮する（緑膿菌は除く）. ・治療終了の基準に至らなければ治療を続け, 数日後に終了できないかどうかを再評価する. ・Antimicrobial stewardship（抗菌薬適正使用支援）活動にDOOR/RADARによる評価を行うことを推奨する.

◆ **文献**（読ん得度：読んで得するかどうかについてを著者が一定の吟味と偏見で決めた指標）

1）Yahav D, et al：Seven Versus 14 Days of Antibiotic Therapy for Uncomplicated Gram-negative Bacteremia：A Noninferiority Randomized Controlled Trial. Clin Infect Dis, 69：1091-1098, 2019（PMID：30535100）
　↑文献1です. 7日間の治療でもグラム陰性菌菌血症を治療しうると示した重要文献です. 読ん得度：★★★★★

2）Hayashi Y & Paterson DL：Strategies for reduction in duration of antibiotic use in hospitalized patients. Clin Infect Dis, 52：1232-1240, 2011（PMID：21507920）
　↑入院患者で抗菌薬の治療期間を減らす方策について説明する文献です. ASPにご興味のある方はぜひ.
　読ん得度：★★★☆☆

3）Molina J, et al：Seven-versus 14-day course of antibiotics for the treatment of bloodstream infections by Enterobacterales：a randomized, controlled trial. Clin Microbiol Infect, 28：550-557, 2022（PMID：34508886）
　↑文献2です. 読ん得度：★★★★★

4）Evans SR & Follmann D：Using Outcomes to Analyze Patients Rather than Patients to Analyze Outcomes：A Step toward Pragmatism in Benefit:risk Evaluation. Stat Biopharm Res, 8：386-393, 2016（PMID：28435515）
　↑DOORの理論背景を説明する文献です. 疫学や統計が好きな先生におすすめです. 読ん得度：★★☆☆☆

5）Evans SR, et al：Desirability of Outcome Ranking（DOOR）and Response Adjusted for Duration of Antibiotic Risk（RADAR）. Clin Infect Dis, 61：800-806, 2015（PMID：26113652）
　↑感染症領域でDOOR/RADARを実装する際は必読だと思います. 読ん得度：★★★★☆

6）Mitaka H, et al：Association between follow-up blood cultures for gram-negative bacilli bacteremia and length of hospital stay and duration of antibiotic treatment：A propensity score-matched cohort study. Infect Control Hosp Epidemiol：1-6, 2022（PMID：35485720）
　↑コラムの論文. University of Washingtonで感染症フェローをされている三高先生の論文です.
　読ん得度：★★★★★

鈴木智晴
Tomoharu Suzuki

浦添総合病院 病院総合内科
質の高い病棟診療ワーキンググループ（日本病院総合診療医学会）
国際標準を知ったうえで治療を個別化し, 多疾患併存の患者を上手に診ることができるのが病院総合診療医（ホスピタリスト）の専門性のひとつだと思います. 本連載で「質の高い病棟診療」に興味を持っていただければ, これほど嬉しいことはありません. 質の高い病棟診療ワーキンググループ公式note「ホスピタリストって知ってます？」もよろしくお願いします.（二次元コード：https://note.com/hospitalistwg/）

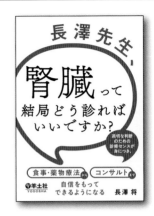
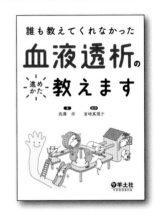
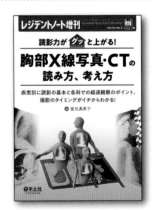

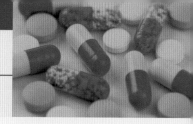

よく使う日常治療薬の正しい使い方

抗真菌薬の正しい使い方

竹下宗佑，中村　造（東京医科大学病院 感染制御部・感染症科）

◆薬の使い方のポイント・注意点◆

・メジャーな真菌の種類とそれらに有効な抗真菌薬の組み合わせを覚えよう.
・感染臓器を特定したら，その臓器に移行性のある抗真菌薬を選ぼう.

1．はじめに

抗微生物薬全体に通ずることですが，抗真菌薬を使用する際も標的とする真菌および臓器を想定したうえで使用することが望まれます．つまりは，その真菌に対して感性の抗真菌薬であり，かつ，その真菌が感染症を起こしている臓器へ移行性のある抗真菌薬を選ぶことが大切です.

また，真菌は細菌とは異なりグラム染色で染まりにくく，特殊な染色法が必要な場合があります．培地の種類や培養の手順，培養に必要な日数なども細菌とは異なります．そのため，**真菌感染症を疑う場合は，検体を提出する際に検査室にその旨を伝えましょう**．抗真菌薬の投与をはじめたものの，検査が適切に行えなかったのでは原因菌が特定できず，肝心な治療が適切に行えているのか判断のしようがありません.

2．真菌とは

真菌とは，俗にいうカビのことです．ヒトの細胞と同様に核膜を有する真核生物で，細菌よりはヒトの細胞に類似します．**表1**に真菌の分類を記します．酵母様真菌と糸状真菌の2つが代表的な真菌です．そのほかに，酵母状真菌と糸状菌の両方の性質をもつ二形性真菌や，かつては原虫に分類されていた *Pneumocystis jirovecii* という抗真菌薬が無効な真菌もいます．真菌はわれわれ人類にとって身近な微生物で，土壌・植物・水などの環境中のさまざまな場所に存在しています．*Candida* 属は健常人の皮膚，口腔内，消化管，腟内に常在します.

二形性真菌は輸入感染症として問題となることが多い真菌であり，日本の臨床現場で出会う機会は限定的です.

本稿では，日本の臨床現場で出会うことの多い代表的な真菌である *Candida* 属と *Cryptococcus neoformans*，*Aspergillus* 属（主に *Aspergillus fumigatus*）の3つの真菌感染症を中心に，それらに有効な抗真菌薬について述べていきます.

表1　真菌の分類

① 酵母様真菌	*Candida* 属，*Cryptococcus* 属，*Trichosporon* 属，*Malasettia* 属など
② 糸状真菌	*Aspergillus* 属，*Mucor* 目※ など
③ 二形性真菌	*Coccidioides* 属，*Histoplasma* 属など
④ その他	*Pneumocystis jirovecii*

※多数の属の菌種が *Mucor* 目として一括りに分類されており，ムーコル症の原因真菌としては，*Rhizopus oryzae*，*Rhizopus microsporus*，*Rhizopus stolonifer*，*Mucor circinelloides*，*Cunninghamella bertholletiae*，*Apophysomyces elegans*，*Saksenaea vasiformis*，*Absidia corymbifera*，*Rhizomucor pusillus* などが知られている[1].

3．抗真菌薬について

　国内で使用可能な抗真菌薬を**表2**に記します．抗真菌薬は，アゾール系，ポリエンマクロライド系，キャンディン系，ピリミジン誘導体の4つに分類されます．

　図に示す通り，それぞれ作用標的が異なります．作用機序には真菌とヒトの細胞の構成の違いを利用しています．具体的にいうと，真菌の細胞は細胞壁をもち，細胞膜の構成成分にエルゴステロールを含み

ます．一方で，ヒトの細胞は細胞壁をもっておらず，細胞膜の構成成分にはエルゴステロールではなくコレステロールを含みます．ヒトには存在しない細胞壁を作用部位にしたのがキャンディン系で，エルゴステロールを作用部位にしているのがアゾール系とポリエンマクロライド系です．抗真菌薬は，これらの細胞の構成の違いを利用して，人体に与える副作用を抑え，真菌を障害する効果を発揮しています．

4．各抗真菌薬の特徴と使い方

　ここからは，各抗真菌薬の各論へ移ります．抗真菌薬のスペクトラムにおいて，*Candida*属は菌種によって感受性が異なるため，菌種ごとに覚える必要があります．抗真菌薬スペクトラムの早見表を**表3**に記します．

1）アゾール系

　真菌細胞膜に存在するエルゴステロールは，ラノステロールからいくつかの段階を経て生成されます．アゾール系抗真菌薬は，この生成を触媒する酵素を阻害することで抗真菌作用を発揮します．

表2　抗真菌薬の分類

① アゾール系
・イミダゾール系
・トリアゾール系
フルコナゾール，イトラコナゾール，
ボリコナゾール，ポサコナゾール　など
② ポリエンマクロライド系
アムホテリシンB，リポソーマルアムホテリシンB
③ キャンディン系
ミカファンギン，カスポファンギン
④ ピリミジン誘導体
フルシトシン

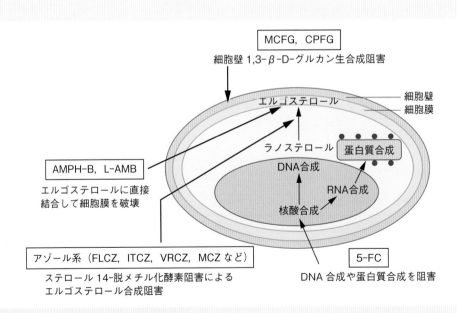

図　真菌細胞における主要抗真菌薬の作用標的
文献2より引用.
FLCZ：フルコナゾール，ITCZ：イトラコナゾール，VRCZ：ボリコナゾール，MCZ：ミカゾール，AMPH-B：アムホテリシンB，L-AMB：リポソーマルアムホテリシンB，MCFG：ミカファンギン，CPFG：カスポファンギン，5-FC：フルシトシン．

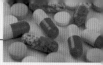

アゾール系はイミダゾール系とトリアゾール系の2種類ありますが，本稿では全身真菌感染症に使用されるトリアゾール系についてのみ触れていきます．トリアゾール系としてよく用いられるものには，フルコナゾール，イトラコナゾール，ボリコナゾール，ポサコナゾール などがあり，それぞれ内服薬と静注薬のどちらも存在します．後述するポリエンマクロライド系とキャンディン系には内服薬が存在しませんので，内服薬が存在することはアゾール系の特徴の1つといえます．特にフルコナゾールとボリコナゾールは生体利用率が80％以上といわれており，消化管吸収率は非常に良好です．デメリットとしては肝臓のチトクロームP450で代謝されるので，多数の薬剤との薬物相互作用があります．

❶ フルコナゾール

感受性のある*Candida*属と*Cryptococcus*属には有効です．**食道カンジダ症や脈絡網膜炎などにはフルコナゾールがよい適応**ですが，重症カンジダ症や好中球減少症の患者にはキャンディン系やアムホテリシンBが推奨されています[3]．*Aspergillus*属には無効であり，*C. glabrata*と*C. krusei*は自然耐性のことがあるため基本的には用いません．

水溶性が高く，髄液，硝子体，尿路，組織液，唾液への移行性がよいのが特徴です．そのため，中枢神経系や眼内，食道のカンジダ感染症に重宝されます．

❷ イトラコナゾール

フルコナゾールと同様に*C. glabrata*と*C. krusei*には耐性とされています．現時点ではエビデンスが十分にそろっていない薬剤であり，イトラコナゾールが第一選択薬として使用されることは限定的です．ほかの薬剤が何らかの事情で使用できない場合などの代替薬として使用されることがほとんどでしょう．

脂溶性で髄液，眼内，尿路への移行性はよくありません．また，錠剤は制酸薬などによる胃のpHの上昇により吸収率が落ちます．液剤は胃のpHに左右されないようです．

❸ ボリコナゾール

フルコナゾールとイトラコナゾールより新しい薬剤です．最大の特徴は，**侵襲性アスペルギルス症の第一選択**であることです．フルコナゾール耐性*Candida*にも感性の場合があります．中枢神経系への移行性はよいですが，尿路感染症への使用は推奨されていません[2]．**副作用の一過性視力障害**は有名です．投与しはじめに発症することが多く，自然消失するため中止する必要はないとされています．ただし，運転は避けた方がよいので外来で処方する場合は注意しましょう．

❹ ポサコナゾール

日本では2020年から販売されている新しい薬剤で

表3　代表的な抗真菌薬と真菌の感受性

	FLCZ	VRCZ	MCFG	L-AMB
Candida albicans	○	○	○	○
Candida glabrata	△	○	○	○
Candida krusei	×	○	○	○
Candida parapsilosis	○	○	△	○
Candida tropicalis	○	○	○	○
Candida lusitaniae	○	○	○	×
Aspergillus fumigatus	×	○	○	○
Cryptococcus neoformans	○	○	×	○

○：感性，△：一部耐性，×：耐性
※基本的には○でも，稀に耐性である可能性もあるため感受性結果に注意する．
FLCZ：フルコナゾール，VRCZ：ボリコナゾール，MCFG：ミカファンギン，
L-AMB：リポソーマルアムホテリシンB．

す．ムーコル症などのマイナーな真菌感染症へよい適応なのではと期待されています．*Candida*属，*Cryptococcus*属，*Aspergillus*属にも有効です．販売開始からまだ日が浅く，エビデンスが十分にそろっていない薬剤です．

2）ポリエンマクロライド系

真菌細胞膜のエルゴステロールに直接作用し，細胞膜に孔をあけることで抗真菌作用を発揮します．ヒト細胞のコレステロールよりエルゴステロールの方に強く親和性がありますが，ある程度はコレステロールにも作用してしまうため，副作用の原因となります．副作用は，発熱や悪寒，貧血などさまざまありますが，有名なのは**腎毒性**です．血清クレアチニン上昇や低カリウム血症，低マグネシウム血症などをきたします．アムホテリシンBは腎障害なしに使用するのは難しい抗真菌薬ですが，脂肪製剤であるリポソーマルアムホテリシンB（アムビゾーム®）が開発され，より安全性が高く副作用が少なくなりました．現在はアムビゾーム®が使用されることが一般的になっています．腎毒性をもつほかの薬剤（免疫抑制薬やバンコマイシン，アミノグリコシドなど）との併用には注意が必要です．

アムホテリシンBは重症真菌感染症の第一選択となることが多く，だいたいの真菌に効果を発揮しますが，*Candida*属の一種である*C. lusitaniae*には無効です．

脂肪製剤は尿路への移行が不十分であるとされていますが，アムビゾーム®の中枢神経系への移行は問題なく，治療薬として使用可能とされています[3]．

3）キャンディン系

キャンディン系は $1,3-\beta$-D-グルカン合成酵素を抑制し，真菌細胞壁の $1,3-\beta$-D-グルカンの合成を阻害することで，真菌細胞壁の透過性を亢進させ，細胞の融解を促すことで抗真菌作用を発揮します．ヒトの細胞は β-Dグルカンや細胞壁をもたないため，副作用が少ないというメリットがあります．

基本的には*Candida*属に有効です．例外的に*C. parapsilosis*ではキャンディン系が効果不十分な可能性が指摘されています．これは，*in vitro*で*C. parapsilosis*のキャンディン系へのMIC（最小発育阻止濃度）が高めであることが根拠となっていますが，臨床的にどの程度考慮すべきことなのかは不明ともいわれています．いずれにしてもアゾール系（特にフルコナゾール）がもともと効きにくい*C. glabrata*や*C. krusei*にも有効であり，カンジダ感染症に対するempiric therapyにはキャンディン系を推奨する文献もあります[4]．発熱性好中球減少症におけるempiric therapyとしても推奨されています[3]．以上から，当院では**カンジダ感染症を疑った場合はキャンディン系をempiric therapy**として用いています．ただし，キャンディン系は中枢神経系や眼内，尿路への移行性が悪いことが知られているので，はじめからこれらの臓器での感染症が疑われる場合はその限りではありません．後に*C. parapsilosis*と判明した場合にアゾール系へ変更するかは，臨床経過や臓器移行性をもとに再考するようにしています．

また，アスペルギルス症にも有効ですが，ボリコナゾールやアムホテリシンBが優先的に用いられるため，アスペルギルス症に対してキャンディン系が適応となることは少ない印象です．

キャンディン系は*Cryptococcus*属に抗真菌作用をもちませんが，*Cryptococcus*属は細胞壁に β-Dグルカンをもたない（クリプトコッカス症で血中 β-Dグルカンは上昇しない）ことと合わせると覚えやすいかもしれません．*Pneumocystis jirovecii*は β-Dグルカンをもちますが，栄養体には無効のため治療には使用できないので注意してください．

【処方例】

> 成人では
> ミカファンギン（ファンガード®）1回100 mg
> 1日1回　を点滴投与

5．さいごに

起因菌が同じであっても臨床経過や重症度，感染臓器，腎機能，併用薬剤，アレルギー歴などにより選択薬は変わってきます．本稿の内容はあくまでも概要であり，真菌感染症の症例に出合った場合はIDSA（米国感染症学会）ガイドライン[3]などの成書を参考にすることをお勧めします．また，特に培養

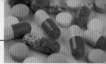
結果から*Candida*属が検出された場合は，真の感染症か定着／コンタミネーションかの判断を適切に行う必要があります．血液培養やカテーテル先端培養から検出された場合は治療対象と考えるのが定石ですが，反対に尿培養からの検出はほとんどが定着菌と思われます．喀痰培養から*Aspergillus*属が検出され，定着と判断する症例も存在します．**抗真菌薬の基礎知識も大切ですが，目の前の患者さんが真菌感染症として確からしいかどうかを判断できる目を養うことも同じくらい大切**です．

引用文献

1) Kontoyiannis DP & Lewis RE：Agents of Mucormycosis and Entomophthoramycosis.「Mandell, Douglas, and Bennett's Principles and Practice of Infectious Diseases, 7th edition」（Mandel GL, et al, eds), pp3257-3270, Churchill Livingstone, 2009
2) 日本医真菌学会：侵襲性カンジダ症の診断・治療ガイドライン．2013
   http://www.jsmm.org/pulic_comment2-1.pdf
3) Pappas PG, et al：Clinical Practice Guideline for the Management of Candidiasis：2016 Update by the Infectious Diseases Society of America. Clin Infect Dis, 62：e1-50, 2016（PMID：26679628）
4) Pappas PG, et al：Invasive candidiasis. Nat Rev Dis Primers, 4：18026, 2018（PMID：29749387）

【著者プロフィール】
竹下宗佑（Sosuke Takeshita）
東京医科大学病院 感染制御部・感染症科

中村　造（Itaru Nakamura）
東京医科大学病院 感染制御部・感染症科

抗真菌薬はなかなか使用頻度は少ないと思いますが，基本的な考え方は抗菌薬と大きく変わりません．感染症科に興味をおもちでしたら東京医大感染症科までぜひ気軽にお問い合わせください．病院見学／医局員／短期ローテーターなど募集中です．

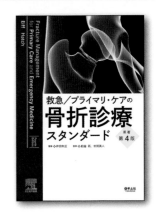
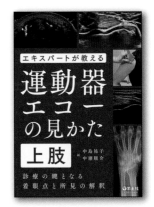
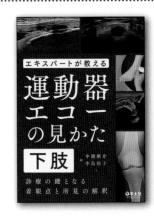

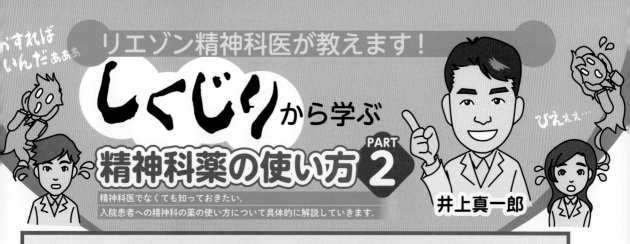

リエゾン精神科医が教えます！

しくじりから学ぶ 精神科薬の使い方 PART 2

精神科医でなくても知っておきたい，
入院患者への精神科の薬の使い方について具体的に解説していきます．

井上真一郎

Case4　認知症の患者に抗認知症薬は必要か？

認知症の患者さんは何科を受診する？

井上　今回のテーマは，「認知症の患者に抗認知症薬は必要か？」です．

研修医　とても意味深ですね…．もしかして，不要っていうことなんでしょうか？

井上　決してそうとも言い切れないのですが，医師のなかには「認知症の患者さん→抗認知症薬」と思い込んでいる人もいるので，今回はそれに一石を投じるつもりです．

研修医　わかりました．でも，認知症を診るのって，精神科や脳神経内科の先生が大半ですよね？

井上　それは大きな誤解です．確かに，自分から「物忘れ」を主訴に精神科を受診する患者さんもいますが，その多くは認知症ではありません．「最近もの忘れが心配で…」と不安げに来られるものの，長谷川式認知症スケールで満点をとって，皆さんニコニコして帰っていきます（苦笑）．

研修医　「桜・ネコ・電車」という，アレですね．ということは，認知症の人はあまり自分から病院に行かないのでしょうか？

井上　その通りです．認知症の人は，物忘れの自覚が乏しいとされています．認知症の人に「物忘れはありますか？」と尋ねても，「もう歳ですから」などとうまく取り繕うことが多く，その後ろで家族が大きく首を横に振っているわけです．つまり，内科や外科に通院している高齢の患者さんのなかにこそ，「隠れ認知症」が潜んでいると考えられるのです．

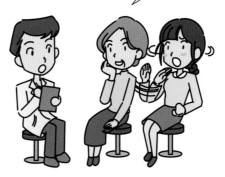

物忘れはありますか？

最近気になったニュースは？

もう歳ですから．
ニュースですか？
新聞はあまり読まないんで．

研修医 　では，精神科医でないからといって認知症を知らなくていいというわけではなく，むしろその対応について十分理解しておく必要がありそうですね.

井上 　まさにそうだと思います. では，症例にいきましょう.

抗認知症薬の処方カスケード

> **CASE** 　78歳男性. 高血圧にて近医内科に通院中. 診察の終わり際になって，同居している娘から，「最近，物忘れがひどく，同じことを何度もくり返し聞いてくるんです. なんとかなりませんか？」と言われたため，Alzheimer型認知症の可能性を考え，ドネペジル（アリセプト®）を処方した. 1カ月後の外来で，娘が「ここ数週間，イライラして怒りっぽくなった」と話したため，認知症の行動・心理症状（behavioral and psychological symptoms of dementia：BPSD）と考え，リスペリドン（リスパダール®）を処方した. 数日経って娘から電話があり，「今度は薬が効きすぎたのか，ずっと寝ているんです」とのことだった.

井上 　よかれと思って認知症の薬を出したら，次々と問題が起こってしまった，というしくじりケースです.

研修医 　もちろん，患者さんやご家族が一番たいへんだとは思いますが，医者にとっても「勘弁してよ～」っていうのが本音かもしれませんよね…. ただ，今回はどのようなことが起こったのか，さっぱりわかりません.

井上 　この連載のCase1（2022年10月号）で，「精神科薬の処方カスケード」について勉強しましたが，覚えていますか？

研修医 　ある症状に対して薬を処方し，副作用が出たにもかかわらずそれを新たな症状をとらえてしまい，またほかの薬を出してしまうという，負の連鎖のことですよね？

井上 　完璧です！ 今回の症例も，イライラは決してBPSDというわけではなく，実はドネペジルの副作用だったんです.

研修医 　そうだったんですね. ドネペジルは嘔気が出やすいことは知っていましたが，精神症状を引き起こすこともあるんですね.

井上 　ドネペジルだけでなく，抗認知症薬のなかでもコリンエステラーゼ阻害作用をもつ薬は，焦燥や興奮を引き起こしやすいことで有名です.

研修医 　実は，認知症の薬って，すごく苦手なんです. 使い分けや用量調整など，難しそうで….

井上 　では，4つの抗認知症薬について，表1にまとめてみます.

研修医 　とてもわかりやすいですね！

井上 　それはよかったです. 各薬剤の違いも含めて，ぜひこの機会に整理しておきましょう. この表をコピーして，白衣のポケットに入れておくのがオススメです. あ，今の若い先生は，スマホで写メをしておくことの方が多いかもしれませんね（笑）.

研修医 　先生，「写メ」はすでに死語で，「写真」が正解です.

井上 　…….

表1 ● Alzheimer型認知症の治療薬

分類			コリンエステラーゼ阻害薬			NMDA受容体拮抗薬
薬剤（商品名）			ドネペジル（アリセプト®）	ガランタミン（レミニール®）	リバスチグミン（リバスタッチ®，イクセロン®）	メマンチン（メマリー®）
適応	Alzheimer型認知症	軽	○（〜5 mg）	○（〜24 mg）	○（〜18 mg）	―
		中	○（〜5 mg）	○（〜24 mg）	○（〜18 mg）	○（〜20 mg）
		高	○（〜10 mg）	―	―	○（〜20 mg）
	レビー小体型認知症		○（〜10 mg）	―	―	―
剤形			錠剤，OD錠，細粒，ドライシロップ，ゼリー	錠剤，OD錠，内用液	貼付剤	錠剤，OD錠
用量			軽〜中等症：3 mg（1〜2週）→5 mg高度：5 mg（4週）→10 mg	8 mg（4週）→16 mg（4週）→24 mg	① 4.5 mg（4週）→9 mg（4週）→13.5 mg（4週）→18 mg② 9 mg（4週）→18 mg	5 mg（1週）→10 mg（1週）→15 mg（1週）→20 mg
用法			1日1回	1日2回	1日1回	1日1回
代謝			肝臓	肝臓	非CYP	腎排泄
主な副作用			嘔気・嘔吐，下痢失神，QT延長焦燥・興奮，不眠	嘔気・嘔吐，下痢失神，QT延長焦燥・興奮，不眠	嘔気・嘔吐，下痢失神，QT延長かぶれ，かゆみ，焦燥・興奮，不眠	めまい，便秘，頭痛，眠気

NMDA受容体：N-methyl-D-aspartic acid receptor
＊コリンエステラーゼ阻害薬どうしの併用はできないが，コリンエステラーゼ阻害薬とNMDA受容体拮抗薬の併用は可能

研修医　ところで，この4つの薬ですが，実際にはどのように選択すればよいのでしょうか？

井上　まず，適応について知っておくことです．いずれの薬もAlzheimer型認知症に保険適応をもっていますが，実は重症度ごとに微妙な違いがあります．コリンエステラーゼ阻害薬のなかでも，ドネペジルはすべての重症度をカバーしていますが，ガランタミンとリバスチグミンは軽症または中等症に限った薬です．逆に，NMDA受容体作動薬であるメマンチンは，中等度以上にしか適応がありません．そこで，認知症が軽度の場合，**まずはコリンエステラーゼ阻害薬のなかから薬を選ぶことになります**．

研修医　どのコリンエステラーゼ阻害薬にするかは，剤形や用法，そして副作用などを参考に決めればよいのでしょうか？

井上　その通りです．そして，効果が不十分なケースや，認知症が進行した場合には，ほかのコリンエステラーゼ阻害薬に変更するか，またはメマンチンを併用することになります（図1）[1]．

研修医　ここでいう，「軽症」「中等症」「高度」の定義って，いったい何でしょうか？

井上　厳密には，各薬剤の治験データに基づくのですが，わかりやすいのはCDR（clinical dementia rating）による分類です．

研修医　CDRって，はじめて聞きました．

井上　CDRとは「臨床的認知症尺度」のことで，認知症の重症度を評価するスケールです．認知機能や生活状況など，6つの項目で評価を行い，「認知症なし」「認知症の疑い」「軽度認知症」「中等

表2 ● 臨床的認知症尺度（CDR）の判定表[2]

CDR	0	0.5	1	2	3
	障害				
	なし 0	疑い 0.5	軽度 1	中等度 2	重度 3
記憶（M）	記憶障害なし 軽度の一貫しない物忘れ	一貫した軽い物忘れ 出来事を部分的に思い出す良性健忘	中程度記憶障害 特に最近の出来事に対するもの 日常生活に支障	重度記憶障害 高度に学習したもののみ保持，新しいものはすぐに忘れる	重度記憶障害 断片的記憶のみ残存する程度
見当識（O）	見当識障害なし	時間的関連の軽度の困難さ以外は障害なし	時間的関連の障害中程度あり，検査では場所の見当識良好，ほかの場所でときに地誌的失見当	時間的関連の障害重度，通常時間の失見当，しばしば場所の失見当	人物への見当識のみ
判断力と問題解決（JPS）	日常の問題を解決 仕事をこなす 金銭管理良好 過去の行動と関連した良好な判断	問題解決，類似性差異の指摘における軽度障害	問題解決，類似性差異の指摘における中程度障害	問題解決，類似性差異の指摘における重度障害	問題解決不能
			社会的判断は通常，保持される	社会的判断は通常，障害される	判断不能
地域社会活動（CA）	通常の仕事，買いもの，ボランティア，社会的グループで通常の自立した機能	左記の活動の軽度の障害	左記の活動のいくつかにかかわっていても自立できない 一見正常	家庭外では自立不可能	
				家族のいる家の外に連れ出しても他人の目には一見活動可能に見える	家族のいる家の外に連れ出した場合生活不可能
家庭生活および趣味・関心（HH）	家での生活，趣味，知的関心が十分保持されている	家での生活，趣味，知的関心が軽度障害されている	軽度しかし確実な家庭生活の障害 複雑な家事の障害，複雑な趣味や関心の喪失	単純な家事手伝いのみ可能 限定された関心	家族内における意味のある生活活動困難
介護状況（PC）	セルフケア完全		奨励が必要	着衣，衛生管理などの身の回りのことに介助が必要	日常生活に十分な介護を要する頻回な失禁

文献3より引用.
CDR：clinical dementia rating

度認知症」「重度認知症」のいずれかに分類します（表2）[2].

CDRの評価項目の1つに，「記憶」があります．例えば，最近の出来事などを忘れてしまい，日常生活に支障をきたすようであれば，認知症の程度は「軽度」と評価します．また，断片的な記憶しか残らない場合は重度になります．そのほか，通常の仕事や買いものなどを自立して行うことができない場合は軽度，そのような活動自体が行えない場合は重度，などと判断します.

研修医　なるほど．ただ，必ずこのスケールで評価したうえで薬剤を選択しなければならないとすると，かなりハードルが高いですね….

井上　専門家ならまだしも，診察時間が限られているなかで，毎回評価するのはあまりにも非現実的ですよね．実際には，**各項目の内容や分類をざっと覚えておいて，大まかに「今の症状なら中等度くらいだろう」などとイメージできれば十分**と思います.

研修医　それを聞いて，安心しました！

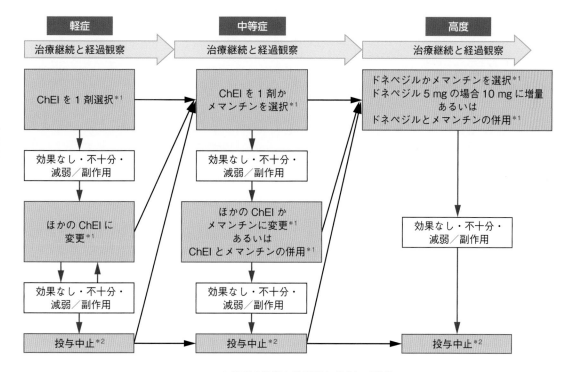

*1 薬剤の特徴と使用歴を考慮して選択.
*2 急速に認知機能低下進行例があり，投与中止の判断は慎重に．

図1 ● 病期別の治療薬剤選択のアルゴリズム
「認知症疾患診療ガイドライン2017」（日本神経学会／監，「認知症疾患診療ガイドライン」
作成委員会／編），p227，医学書院，2017 より転載．
ChEI：cholinesterase inhibitor（コリンエステラーゼ阻害薬）

抗認知症薬を安易に処方してはいけない理由

井上　ただし，抗認知症薬の安易な処方は決してオススメできません．その理由について，ここでは2つあげてみたいと思います．まず1つ目として，抗認知症薬は意外と副作用が多いんです．

研修医　えっ…．確かに，**表1**を見ると，消化器症状のほかにもいろいろな副作用があるんですね．

井上　失神やQT延長などのほか，今回の症例のように，焦燥や興奮，不眠といった，さまざまな精神症状がみられることがあります．

研修医　「焦燥・興奮」「不眠」は，コリンエステラーゼ阻害薬に共通した副作用なんですね．

井上　その通りです．逆にNMDA受容体拮抗薬では眠気が出ることがあり，どちらかというと活動性が高くなりすぎた患者さんに静穏作用を期待して処方することもあるようです．

研修医　なるほど．でも，薬で眠くなると，それはそれで困る患者さんもいますよね．

井上　その通りです．このように，**抗認知症薬は副作用が比較的多いため，投与前に慎重な判断が必要です．**具体的には，効果と副作用を両天秤にかけて考えることが大切なのですが，残念ながら抗認知症薬によって認知機能が劇的に改善するケースは少なく，認知症の進行を止める作用はありません．

研修医	そうなんですか！？
井上	抗認知症薬を投与すると，投与しない場合に比べて認知機能や臨床症状の全般的評価が改善するとされていますが，その差はわずかです．フランスでは，抗認知症薬は費用対効果が低いと判断され，数年前に医療保険の適用対象から外されました．それこそ，胃腸や精神面などに生じる副作用のリスクに比べて，期待できる効果が少ないことが理由のようです．したがって，フランスでは抗認知症薬を処方した場合，そのお金は全額患者さんの自己負担となっています．
研修医	それを聞くと，本当に抗認知症薬を出したほうがよいのかどうか，わからなくなってきました…．
井上	少なくとも，患者さんやご家族に対して，メリットとデメリットを十分お伝えする必要がありますよね．もう1つの理由は，抗認知症薬を処方することで，医師は自分の役割を十分果たしたと考え，どこか安心してしまうんです．また，ご家族も，抗認知症薬を内服させていれば大丈夫と思ってしまう傾向にあります．つまり，**薬のことにばかり着目してしまい，本来であれば最も大切な生活習慣の見直しや周囲の対応の工夫に目が向かなくなるのは，実は大きなデメリット**ではないかと思います．
研修医	安易に薬に走ることのないよう，十分肝に銘じておきます！

BPSDに対するアプローチ

井上	もう一度症例に戻りましょう．ここまで説明してきたように，この患者さんにみられたイライラは，実はBPSDではなくドネペジルの副作用でした．したがって，ドネペジルの中止で症状は落ち着くということですよね．では，もし仮に認知症のBPSDだったとしたら，どのように対応すればよかったでしょうか？
研修医	その場合は，さすがに薬でしょうか？ 抗精神病薬とか…．
井上	臨床現場では，BPSDに対しても安易に精神科の薬が処方されています．ただし，これも残念ながら有効性は十分ではなく，強く推奨されていないのが現実です． 2005年，FDA（米国食品医薬品局）は，「高齢認知症患者のBPSDに対して非定型抗精神病薬を与すると，プラセボに比べて死亡率が約1.6倍高くなる」と注意喚起しました．米国医学会のガイドラインでも，抗精神病の投与による血管性障害や肺炎，転倒などの副作用が強調されています．また，わが国における「高齢者の安全な薬物療法ガイドライン2015」[4]でも，特に慎重な投与を要する薬物のリストとして，「認知症に投与される抗精神病薬」があげられているのです．
研修医	そこまでとは…．全然知りませんでした．私は看護師さんに言われるがまま，ハロペリドールなどをよく出していたので，大いに反省したいと思います．
井上	これからは定型抗精神病薬（ハロペリドールやクロルプロマジンなど）の使用をできるだけ控え，非定型抗精神病薬（リスペリドンやクエチアピン）であっても必要最小限の使用にとどめるのがよいでしょう．**BPSDへのアプローチは，非薬物療法を主体にすべきです．**
研修医	わかりました．では，BPSDの非薬物療法について教えてください．
井上	あらためて，BPSDについて考えてみましょう．BPSDとは，認知症の人にみられる幻覚・妄想，易怒性，興奮，徘徊などのことですが，**その原因は環境変化や周囲の対応への不適応と考えられ，また背景に痛みや尿意などの身体症状が隠れている場合もあります**（図2）．
研修医	なるほど．認知症があることで，何に困っているかを周りに伝えるのが難しく，結果としてさ

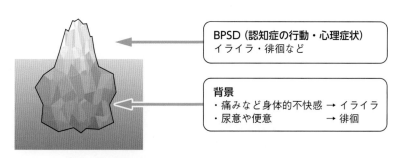

図2 ● BPSDで表面に見える言動は，何を意味しているのか？

まざまな言動となって現れるということですね．

井上　その通りです．そこで，医療者はBPSDそのものに対処するのではなく，BPSDの背景に何があるのかを考え，それに対してアプローチすることが大切です．痛みによってイライラしている場合は痛み止めの薬を，尿意のために徘徊しているのであればトイレに誘導することで，いずれも症状はおさまるわけです．

研修医　ここでも，医療者の「想像力」が試されているのですね．

レビー小体型認知症の可能性を考える

井上　最後に，この症例ではリスペリドンを投与したことで過鎮静になってしまいましたが，これについてはどう考えればよいのでしょうか？

研修医　前にせん妄のところで，リスペリドンは鎮静作用が比較的少ないと教えていただいたような…．覚え違いでしょうか？

井上　いえ，その通りです．ただし，同じ認知症でも，レビー小体型認知症（dementia with Lewy bodies：DLB）というタイプの認知症では，抗精神病薬への過敏性がみられやすく，パーキンソニズムなどの錐体外路症状や過鎮静が起こりやすいのです．

研修医　なぜですか？

井上　主な理由として，レビー小体型認知症はドパミン神経系やアセチルコリン神経系の障害をきたしており，抗ドパミン作用や抗コリン作用を有する薬剤の影響を受けやすいことがあげられます．したがって，抗精神病薬のなかでも，例えばハロペリドール（セレネース®）などはレビー小体型認知症への投与が禁忌となっているのです．

研修医　なるほど．あらためて，レビー小体型認知症について教えてください．

井上　レビー小体型認知症は，Alzheimer型認知症や脳血管性認知症と並んで，わが国における3大認知症の1つです．レビー小体型認知症の特徴は，進行性の認知機能低下に加えて，注意の著明な変化を伴う認知の変動，くり返し出現する具体的な幻視，パーキンソン症状（寡動，静止時振戦，筋強剛，姿勢反射障害）など，多彩な症状を呈することです（図3）．

研修医　Alzheimer型認知症とはずいぶん違うんですね．

井上　そうですね．すでにお伝えしたように，ハロペリドールは禁忌ですが，リスペリドンもドパミンD$_2$受容体の遮断作用が強いため，投与を避けた方がよいでしょう．

中心症状（必須）
進行性の認知機能低下により，生活に支障をきたしている

中核的特徴	支持的特徴
1. 注意の著名な変化を伴う認知の変動 2. くり返し出現する具体的な幻視 3. レム睡眠行動異常症 4. パーキンソン症状（動作緩慢，寡動，静止時振戦，筋強剛）	1. 抗精神病薬への重篤な過敏性 2. 姿勢の不安定性 3. くり返す転倒 4. 失神または一過性の無反応状態のエピソード 5. 高度の自律神経症状（便秘，起立性低血圧，尿失禁）など 6. 過眠 7. 嗅覚鈍麻 8. 幻視以外の幻覚 9. 体系化された妄想 10. アパシー，不安，うつ
指標的バイオマーカー 1. 基底核におけるドパミントランスポーターの取り込み低下（SPECT/PET） 2. MIBG心筋シンチでの取り込み低下 3. 筋緊張を伴わないレム睡眠（PSG）	

図3 ● レビー小体型認知症の臨床的診断基準

PSG：polysomnography（睡眠ポリグラフ検査）
文献1, 5を参考に作成.

表3 ● Alzheimer型認知症の大まかな特徴

・高齢，ゆっくり，物忘れ
・からだは元気
・一日中変わらない
・幻覚は少ない

研修医　なるほど．この症例は，それで過鎮静になってしまったのですね．レビー小体型認知症には，抗精神病薬を使ってはいけないということでしょうか？

井上　決してそうではありません．抗精神病薬のなかでは，パーキンソン症状の悪化リスクが少ないクエチアピン（セロクエル®）が候補となります．ただし，なるべく少量から開始し，副作用に十分注意しましょう．

研修医　ということは，この症例はリスペリドンではなく，クエチアピンを使うべきだったのですね．でもよく見ると，レビー小体型認知症とは診断していなかったですね….

井上　実は，そこに大きな落とし穴があります．レビー小体型認知症の患者さんでも，実際にはその診断がついていないだけでなく，この症例のように，Alzheimer型認知症と誤診されることがあるのです．また，単に「認知症」とだけ診断されているケースもみられるようです．

研修医　抗精神病薬を使って，思いのほか副作用が強く出てしまった場合などは，レビー小体型認知症を疑ってみる必要があるのですね．十分気をつけます！

井上　さいごに，今回の最大のしくじりポイントを発表しましょう．この症例は，結果的にAlzheimer型認知症ではなかったわけです．

研修医　レビー小体型認知症だったのですよね．

井上　ここで問題なのは，「物忘れ＝Alzheimer型認知症」と考え，可能性だけでドネペジルを処方してしまったことです．Alzheimer型認知症と診断するためには，少なくともAlzheimer型認知症に特有の病歴や症状（表3）を聴取するだけでなく，最低限血液検査でビタミン B_1・B_{12} や甲状

腺ホルモンなどを確認し，場合によっては頭部CT検査を行って，器質因をある程度除外することが求められます．その意味でも，安易な抗認知症薬の処方は禁物という，今回のテーマにつながるわけです．

研修医　なるほど．非専門家であっても，Alzheimer型認知症を疑った場合は，長谷川式認知症スケールだけでなく，いくつかの検査が必要なんですね．

井上　その通りです．特に，ビタミンB_1・B_{12}欠乏症や甲状腺機能低下症，慢性硬膜下血腫，正常圧水頭症などの treatable dementia（治療可能な認知症）を見逃さないことが大切です．

では，今回はここまでです．次回は，多くの臨床場面で使われる「ステロイド」をテーマにしたいと思います．

研修医　ステロイドって，不眠だけでなく気分の落ち込みや躁状態，せん妄など，いろいろな精神症状をきたすので，困ってばかりいました．今からとても楽しみです！

リエゾン精神科医の魅力とは？〜病院という組織のなかでのリエゾン　Column

　私は現在，300床の中規模の総合病院で働いています．今では私はリエゾン精神科医だと自認していますが，もともとリエゾン精神科医を志していたわけではありません．前職は単科の精神科病院でそこでは精神科救急，児童思春期，依存症などさまざまな精神疾患の治療を担当していました．そのなか，突然徒歩10分ほどの距離にある精神科のない総合病院に単身派遣されることとなり，それが私のリエゾン精神科医としての歩みのはじまりとなりました．

　当初は緩和ケア科に所属し，緩和ケア病棟の病棟医，緩和ケアチームの精神症状担当医として仕事をはじめました．精神科を担当する看護師や精神保健福祉士がいないなか，自身の土台づくり，仲間づくりの日々がはじまりました．当初からチームのなかで動いていたため，ハイリスク者のアセスメントや予防的対応を求められることも多く，異動した直後は，どこまで精神科医として診療の対象としていいのか悩むこともありました．求められる仕事が増えるなか，次に取り組んだことが新たなチームづくり，そして職員全体の対応能力の向上でした．今では認知症・せん妄ケアチーム，周産期メンタルヘルスチームが院内で稼働しています．

　今回，コロナ禍のなか，職員のメンタルヘルスに対応するために当院でも「心のケアチーム」を立ち上げ支援を行いました．活動を振り返ると，チームの活動指針はリエゾンそのもので，私のなかにリエゾンというものがしっかり根付いているなと改めて感じました．病院としての組織のなかでも，横断的に日々活動しているリエゾン精神科医だからこそ果たせる役割はメンタルヘルスや倫理などの分野で今後ますます増えると考えられ，それこそがリエゾン精神科医の魅力であると私は思います．組織づくり，チームづくりに興味のある先生方がおられましたら，リエゾン精神科医という道もおすすめです．

〔齋藤　円（市立ひらかた病院）〕

＊このショートコラムでは，リエゾン精神科医の魅力について，日本総合病院精神医学会・若手委員会のメンバーが，リレー方式でバトンをつないで執筆していきます．次回もお楽しみに！

■ 文 献

1）「認知症疾患診療ガイドライン2017」（日本神経学会／監，「認知症疾患診療ガイドライン」作成委員会／編），医学書院，2017

2）Morris JC：The Clinical Dementia Rating（CDR）：current version and scoring rules. Neurology, 43：2412-2414, 1993（PMID：8232972）

3）「痴呆の臨床〜CDR判定用ワークシート解説」（目黒謙一／著），医学書院，2004

4）「高齢者の安全な薬物療法ガイドライン2015」（日本老年医学会／編），メジカルビュー社，2015

5）McKeith IG, et al：Diagnosis and management of dementia with Lewy bodies：Fourth consensus report of the DLB Consortium. Neurology, 89：88-100, 2017（PMID：28592453）

井上真一郎（Shinichiro Inoue）

岡山大学病院 精神科神経科

私の専門領域は，リエゾン精神医学，サイコオンコロジー（精神腫瘍学），および産業精神医学です．「せん妄」に軸足を置いて活動しており，現在日本総合病院精神医学会で若手委員会の委員長を務めています．今後の本連載にぜひご期待ください！

Book Information

せん妄診療実践マニュアル 改訂新版

発行 ❾羊土社

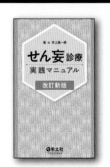

井上真一郎／著

● せん妄診療の定番書が，「ハイリスク患者ケア加算」に合わせて内容を刷新！
● 効果的・効率的なせん妄対策のために「いま，何をすべきか？」がすぐわかる

□ 定価3,850円（本体3,500円＋税10%） □ B6変型判 □ 278頁 □ ISBN 978-4-7581-2395-2

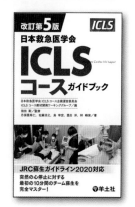
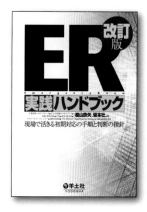

羊土社

祝連載100回

こんなにも面白い
医学の世界

からだのトリビア教えます

著 中尾篤典

医学の「トリビア」を集めました！

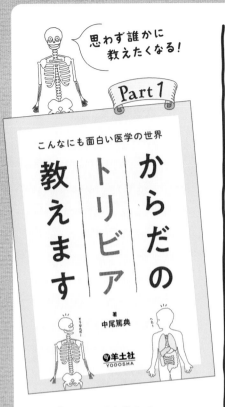

思わず誰かに教えたくなる！

Part 1

こんなにも面白い医学の世界
からだのトリビア教えます
著 中尾篤典
羊土社 YODOSHA

- 3秒ルールは本当か？
- 醤油を一気飲みしたらどうなる？
- ブタの臓器を人間に　など掲載！

■ 定価 1,100円（本体 1,000円＋税 10%）
■ A5判　■ 86頁　■ ISBN 978-4-7581-1824-8

連載をまとめた2冊の書籍も好評！

Part 2

こんなにも面白い医学の世界
からだのトリビア教えます
Part 2
著 中尾篤典
羊土社 YODOSHA

- O型の人は蚊に刺されやすい？
- テレビゲームで手術が上達する？
- サウナは健康によいのか？　など掲載！

■ 定価 1,100円（本体 1,000円＋税 10%）
■ A5判　■ 78頁　■ ISBN 978-4-7581-1899-6

webでも読めます！

Part3は－？

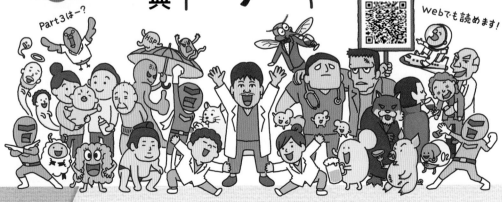

こんなにも面白い医学の世界

へぇ
そうなんだー

からだのトリビア教えます

中尾篤典
（岡山大学医学部 救命救急・災害医学）

第100回 医師にヒゲはいるのか？

　私には無精ヒゲがあります．剃るのが面倒くさいのもありますが，救急医は時に粗暴な患者さんと対面することもあり，少し強面の方がいいだろう，という考えで剃っていません．

　米国の大学医学部における指導医的立場の男女比を調べるために，NIH（アメリカ国立衛生研究所）から多く研究費を獲得している医科大学の上位50校のホームページから指導医の顔写真を見つけ，ヒゲの有無についても調べています．その結果，1,018人の指導医のうち男性は881人（86.5％）と女性の137人（13.5％）に比べて多く，そのうちヒゲがある指導医（もちろん男性）は190人（18.7％）であり，女性指導医数を上回っていたのです．ヒゲの割合が少ない診療科は，小児科，家庭医学科，皮膚科，産婦人科，形成外科，一般外科の6つで，これらの診療科では女性の指導医数がヒゲのある指導医数を上回りました．逆に，精神科が最もヒゲ率が高く，患者さんを支配する手段として権威の象徴のヒゲを生やすのではないか，と考察されています[1]．

　一方で，ヒゲがあると細菌をまき散らすという警告もなされています．ヒゲがある，ないそれぞれ10人の被験者に，培地の上で頭を動かしてもらい，48時間後に細菌のコロニーの数を調べています．マスクをしていないときの菌のコロニーの数は，ヒゲなしでは3.3であったのに対し，ヒゲがある場合には9.5と大幅に増加していました[2]．マスクをするとヒゲの有無でコロニーの数の差はなくなりました．同じ実験がロンドンでも行われ，寒天培地を被験者の唇から15cm下の位置におき，マスクを少し揺らすことによって細菌がどれだけ落下してくるかを調べていますが，口にヒゲがある男性からの細菌数は，ヒゲを剃った男性や女性に比べて有意に多かったことが示されました[3]．これらの研究から，術野の細菌感染を防止するためには外科医はヒゲを剃った方がよく，ヒゲを生やすならマスクをきちんとつけなさい，という結論が導かれます．

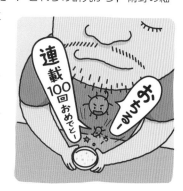

　医師のヒゲは，「赤ひげ先生」として山本周五郎の小説で知られているように，日本では人情味あふれる人と捉えられることもあると思います．しかし，韓国の病院の外来患者さんに脳神経外科医の身だしなみについてアンケート調査をしたところ，100人のうち49人の患者さんがヒゲに対してネガティブなイメージをもっていました[4]．一方で，白衣を着た医師には好感をもつ患者さんが多いようです．ヒゲを生やした救急医など最悪のイメージなのかもしれませんね…．

文 献

1) Wehner MR, et al：Plenty of moustaches but not enough women：cross sectional study of medical leaders. BMJ, 351：h6311, 2015（PMID：26673637）
2) Parry JA, et al：To Beard or Not to Beard? Bacterial Shedding Among Surgeons. Orthopedics, 39：e290-e294, 2016（PMID：26942473）
3) McLure HA, et al：The effect of facial hair and sex on the dispersal of bacteria below a masked subject. Anaesthesia, 55：173-176, 2000（PMID：10651682）
4) Mun HW, et al：Patient's Preference on Neurosurgeon's Attire and Appearance：A Single Center Study in Korea Cross-Sectional Study. Biomed Res Int, 2019：3893049, 2019（PMID：31093498）

臨床倫理 はじめて講座

その**モヤモヤ**ちょっと考えてみませんか？

柏木秀行
飯塚病院 連携医療・緩和ケア科

臨床での気づきは改善の第一歩.
研修中に直面する倫理的問題（モヤモヤ）への向き合いかたを一緒に考えてみましょう.

第6回 臨床倫理をどう学ぶか

はじめに

　これまで臨床現場でわれわれが遭遇する, さまざまな場面での倫理的葛藤について学んできました. 皆さんも少しずつ倫理的な議論に親しみが湧いてきたかもしれません. そんな臨床倫理の奥深さに一歩足を踏み入れたあなたは, 今後どのように学んでいけばよいのでしょうか？ 今回は臨床倫理の学び方について, 筆者のおすすめを紹介しましょう.

ある日の医局

モヤモヤ研修医：「どうすればいいんだろう. モヤモヤするなあ」

イケイケ研修医：「あれ, 先日のカンファも多職種できちんと取り組めていたのに, どうして困ってるの？」

モヤモヤ研修医：「いやさ, 自分でもずいぶんと倫理的な議論について慣れてきた気はするんだけど, 指導医の先生の真似してるだけなんだよね. 自分できちんと勉強したわけじゃないから, このままじゃいけないなと思ってさ」

イケイケ研修医：「俺もいろいろな議論を聞いて, 勉強してみようと思って本を買ったんだよね. でもめちゃくちゃ難しく感じて, 最初だけ読んで終わったなあ」

モヤモヤ研修医：「ちゃんと本を買ってるだけでもえらいよ. どんな勉強すればよいか, リンリー先生に聞いてみよう！」

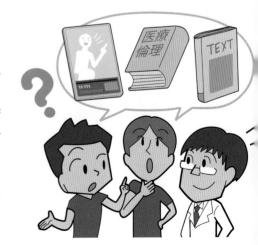

　2人からの質問に, リンリー先生はいつも通りの穏やかな表情で相談に乗るのでした.

臨床倫理の勉強といわれても…

　臨床倫理について勉強をしたことがある方って，あまり多くないと思います．学生時代に授業は少しあったかもしれませんが，どうでしょう？ 難しく感じた方の方が多いのではないでしょうか？ 筆者が初期研修医と話しても，やはり難しく感じるようです．ちなみに，先ほどのイケイケ研修医の読んだ本はこちらになります．

> ●『臨床倫理学 第五版 臨床医学における倫理的決定のための実践的なアプローチ』[1]
> 　（Jonsen AR，他／著，赤林 朗，他／監訳），新興医学出版社，2006

　この本は第2回で学んだ「臨床倫理の4分割法」を示した，Jonsenらが1992年に発表した著書『Clinical Ethics』の翻訳です．倫理的問題を整理するためのツールである，臨床倫理の4分割法を提唱し，その詳細を丁寧に解説しています．いわば，臨床倫理の古典のような存在です．そういった意味で，ぜひ読んでもらいたい一冊ですが，初学者が最初に手にとるにはなかなかハードだと思います．逆に本棚にあれば，周りの初期研修医はビビること間違いないと思います．

　それではもう少しライトな感じの学び方はないのでしょうか？ 順に見ていきましょう．

初期研修医におすすめの本で学ぶ

　実は近年，初期研修医向けの臨床倫理の本が増えてきました．特に，実践に活用しやすい症例ベースの本がおすすめです．そういった観点から，次の2冊をご紹介です．

> ●『臨床倫理入門』[2]（日本臨床倫理学会／監，箕岡真子／著），へるす出版，2017
> ●『臨床倫理入門Ⅱ 各科領域の臨床倫理』[3]（日本臨床倫理学会／編），へるす出版，
> 　2020

　この2冊は日本臨床倫理学会が監修しており，医学生を対象とした臨床倫理の講義に基づいています．その分，非常にわかりやすく，臨床経験を積んできた初期研修医にとってはさらに深く学べる内容になっています．

　『臨床倫理入門』は臨床倫理の議論に必要なさまざまな論点について，症例に基づき議論されています．ひと通り目を通すことで，倫理的な問題を多面的に捉えることができ，直感や雰囲気だけの議論ではなく系統だった捉え方が可能になると思います．続編にあたる，『臨床倫理入門Ⅱ 各科領域の臨床倫理』では，より各分野で重要な倫理的論点を深掘りしています．例えば，神経難病をめぐる臨床倫理として，告知に関する倫理的論点だけでなく法的論点，治療の差し控えなどの終末期における倫理的論点，そして遺伝に関する倫理的論点が述べられています．まずはこの2冊をじっくり読むことで，必要かつ十分な知識が身につくと思われます．

ある程度の背景知識を身につけた段階で，次におすすめするのが『名古屋第二日赤流！臨床倫理コンサルテーション』[4] です．この本は臨床倫理コンサルテーションと呼ばれる活動に関するものです．臨床倫理コンサルテーションという言葉をはじめて聞いた方もいるでしょう．「倫理的な不確実性と葛藤（ジレンマ）が含まれる事例に直面した医療従事者および医療を受ける人々の依頼に応じて，臨床倫理の専門家が患者診療における倫理的問題を同定，分析し，依頼者に適切な倫理的アドバイスを行う活動」と定義されています[5]．皆さんはさまざまな専門医にコンサルテーションしますよね．心筋梗塞だったら循環器の先生，虫垂炎だったら外科の先生に．それと同じように，倫理的な問題についてもコンサルテーションをする場合があります．この本はそんな臨床倫理のコンサールテーション活動の実際を学べます．ちょっとだけ専門家側の視点で学んでみるのにうってつけです．

動画コンテンツで学ぶ

最近は動画で学ぶ方も増えてますよね．ただでさえ小難しく感じられがちな倫理の話なので，本を読んでも眠くなる…．そんな方も多いと思います．そこでオンラインコンテンツも紹介しておきます．

ちなみにYouTubeなどの動画視聴サイトで，臨床倫理と検索すると，それなりの量のコンテンツがヒットします．筆者もお世話になっている著名な先生の動画もありますので，興味をもったテーマを観てみるのもよいですね．

これらの動画をすべて紹介するのは難しいのですが，あえて1つ紹介するとしたら，日本臨床倫理学会が「オンライン臨床倫理レクチャー教材」を配信しています．こちらは日本臨床倫理学会のホームページに行けば無料で学ぶことができます[6]．

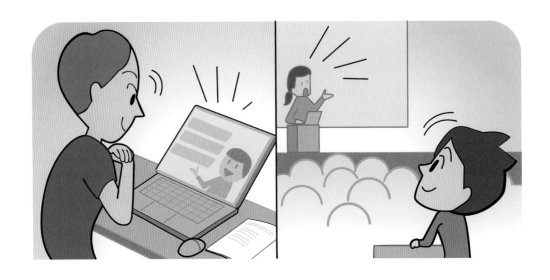

セミナー・研修で学ぶ

さて，だんだん難易度が上がってきました．以下はさらにガッツリ学びたい方向けになります．臨床倫理について学べるセミナーやトレーニングコースがいくつかあり，ここでは2つ紹介しましょう．

■ E-FIELD：Education For Implementing End-of-Life Discussion[7]

こちらは厚生労働省の委託事業として神戸大学医学部により展開された，人生の最終段階における医療・ケア体制整備事業の研修会です．必ずしも臨床倫理だけの話ではないのですが，人生の最終段階における医療・ケアの方針はしばしば倫理的な議論が登場します．多職種で実際に臨床倫理の4分割などを活用しながら，本人にとっての最善の方針について検討できるように学ぶ研修です．

■ 臨床倫理認定士（臨床倫理アドバイザー）養成研修

日本臨床倫理学会の開催している研修会で，「臨床現場における倫理問題に気づき，問題点を同定し，分析し，解決するアプローチを理解する」ことを目標としています[8]．日本臨床倫理学会の学科員向けになりますが，私が知る限り最もマッチョな臨床倫理のコースでしょうか．3日間の座学とグループワークで構成され，修了することで臨床倫理認定士と認定されます．

OJT（On the Job Training）で学ぶ

何といっても，最後は実務を通じて学ぶことでしょう．あなたの施設には，この連載におけるリンリー先生のような，臨床倫理の相談を受けている先生や担当部署はありますか？ もしあれば，あなたは非常に幸運です．ぜひ臨床倫理の相談を受けている人たちと接点をもってみましょう．そして，初期研修の忙しいなかではなかなか難しいかもしれませんが，倫理カンファレンスや倫理コンサルテーションがあれば，ぜひ見学させてもらいましょう．先に紹介したような書籍などを通じて得た知識を身につけて，OJTを積み重ねることでより深い議論に参加できるでしょう．

その後

リンリー先生に学習方策を紹介され，2人の研修医は忙しい研修をしながら勉強会をするなど積極的に取り組みました．臨床倫理について考える難しさは相変わらずのようですが，少しばかり自信を身につけたようです．

おわりに

　臨床倫理について学ぶ，さまざまな学習方策を紹介しました．これらは筆者が実際に読んだり，参加したものになります．本当にオススメですので，ぜひお試しください．なお，利益相反は一切ありませんので，安心してもらって大丈夫です．

◆ 引用文献

1）「臨床倫理学 第五版 臨床医学における倫理的決定のための実践的なアプローチ」（Jonsen AR，他／著，赤林 朗，他／監訳），新興医学出版社，2006
2）「臨床倫理入門」（日本臨床倫理学会／監，箕岡真子／著），へるす出版，2017
3）「臨床倫理入門Ⅱ 各科領域の臨床倫理」（日本臨床倫理学会／編），へるす出版，2020
4）「名古屋第二日赤流！臨床倫理コンサルテーション 実例に学ぶ、本当に動けるチームの作り方」（野口善令／編），羊土社，2021
5）浅井 篤：臨床倫理—基礎と実践．「シリーズ生命倫理学13 臨床倫理」（シリーズ生命倫理学編集委員会／編，浅井 篤，高橋隆雄／責任編集），pp1-12，丸善出版，2012
6）日本臨床倫理学会：オンライン臨床倫理レクチャー教材の配信について．2020
　　https://square.umin.ac.jp/j-ethics/online_lecture.htm
7）人生の最終段階における医療・ケア体制整備事業：「本人の意向を尊重した意思決定のための研修会 相談員研修会」開催のご案内
　　https://square.umin.ac.jp/endoflife/2021/general.html
8）日本臨床倫理学会：2022年度の臨床倫理アドバイザー研修会開催のご案内
　　https://square.umin.ac.jp/j-ethics/adviser.htm

Profile

柏木秀行（Hideyuki Kashiwagi）
飯塚病院 連携医療・緩和ケア科
緩和ケアの教育，部門運営を中心に活動してきました．2022年度は移行期ケアの仕組みづくりが1つのチャレンジです．倫理的問題は避けて通れないこれらの分野に，できるだけ汎用性の高いアプローチをライトに学べるコンテンツを作成中！個人的なキャリア相談もオンラインで受付中です！

イラスト／いまいかよ

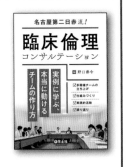

画像診断に絶対強くなるワンポイントレッスン3

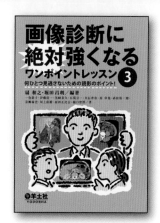

近刊
12月下旬発行予定

何ひとつ見逃さないための読影のポイント！

扇 和之，堀田昌利／編

□ 定価4,400円(本体4,000円+税10%) □ A5判 □ 197頁 □ ISBN 978-4-7581-1194-2

● 解剖，疾患の知識から読影のポイント，画像検査の前に知っておくべきことまで幅広く解説！
● カンファレンスを模した会話形式なので，すいすい読み進められます！
● 大事なポイントをまとめた「ポイントINDEX」も充実！効率よく学べます！

指導医に「鋭いね」と言われるポイントが満載！

本書の内容

序/知っておくと役立つ！！ポイントINDEX

Part1 頭部 画像診断レッスン
　落とし穴となる中枢神経病変をマスターする！/脳症・脳炎のツボを理解する！/全身性疾患と中枢神経

Part2 胸部 画像診断レッスン
　COVID-19肺炎の画像所見/肺結核の画像診断ポイント

Part3 腹部 画像診断レッスン
　腹部の「異常ガス」に注意！ 異常ガスの発見方法とその鑑別/
　腹部画像診断の落とし穴をマスターする！/化学反応がキーとなる腹部病変をマスターする！

Part4 全身 の画像診断レッスン
　「熱源精査」のCT/COVID-19の肺外病変をマスターする！/骨シンチグラフィ読影のコツ！

Part5 画像検査の前提知識 レッスン
　エコー検査のキホンをおさえてスキルアップ！/保存版！すべての研修医が押さえておきたい造影剤の
　副作用対応/MRIの安全性/研修医が知っておくべき血管内治療の知識

索引

●シリーズ既刊も好評発売中！

画像診断に絶対強くなるワンポイントレッスン
病態を見抜き、サインに気づく読影のコツ
□ 定価 3,960円(本体 3,600円+税10%) □ A5判 □ 180頁 □ ISBN 978-4-7581-1174-4

画像診断に絶対強くなるワンポイントレッスン2
解剖と病態がわかって、読影のツボが身につく
□ 定価 4,290円(本体 3,900円+税10%) □ A5判 □ 236頁 □ ISBN 978-4-7581-1183-6

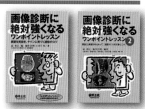

発行 **羊土社** YODOSHA
〒101-0052　東京都千代田区神田小川町2-5-1　TEL 03(5282)1211　FAX 03(5282)1212
E-mail：eigyo@yodosha.co.jp
URL：www.yodosha.co.jp/

ご注文は最寄りの書店，または小社営業部まで

研修医が知りたい

がん症状緩和＋α

〜緩和照射で可能性をひろげる〜

森崎貴博（産業医科大学病院放射線治療科）

> がん患者さんを悩ませるつらい症状を和らげる"＋α"の選択肢として，放射線療法による「緩和照射」を紹介．日常診療で出合うがん症状の見極め方から緩和照射の適応までわかりやすく解説します．

第2回 がん患者さんの足が動かなくなったら 〜脊髄圧迫：放射線治療を急ぐとき〜

はじめに

　前回（2022年12月号）は骨転移の痛みに対する症状緩和，さらに放射線治療のやり方や効果をご紹介しました．今回は骨転移が進行し，さらに状態が悪化した状態，**脊髄圧迫の初期対応と緊急照射**についてご紹介します．

　「え？ 放射線治療で緊急？」そう思われた方もいらっしゃるのではないでしょうか？ 私もそうでしたが，放射線治療と緊急はあまり結びつきにくいですよね．脊髄圧迫は治療を早めに開始することで患者さんのQOLが大きく変わる腫瘍緊急症の1つです．

症例提示

　70歳代女性．大腸癌の治療歴があり，がん治療後の体重減少や筋力低下により，自宅内は伝い歩きで過ごしていた．数日前より両下肢に正座のあとのような痺れた感じがあった．受診日起床時より不全麻痺となり，救急外来を受診された．もともと小さな腰椎転移があり，痛みはオキシコンチン10 mg 1回1錠，1日2回の内服で安静時はNRS2程度の痛みにコントロールされていた．受診時に撮影したCTで胸椎の腫瘤が脊髄を圧迫しており（図1），これによる神経症状と診断した．

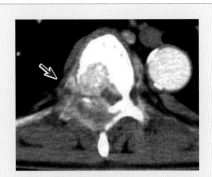

図1 ● 受診時の胸椎CT
溶骨性の骨転移で腫瘤を形成している．

脊髄圧迫を疑ったら ！ tips

　脊髄圧迫はがん患者の5％程度に生じるとされています[1]．一般的に感覚が鈍い，電気が流れるような感じなどの異常感覚の後，筋力低下などの運動麻痺を生じます[1]．また，80〜90％の方で疼痛を合併します．ときに膀胱直腸障害を合併し，QOLを著しく低下させます．

　がん患者さんの**進行する両下肢麻痺をみたら早期に全脊髄MRIやCTを撮影し，責任病巣の発見・治療を開始することが重要**です．病変が多発していることも多く，腰椎だけの病変と思っていたら頸椎の病変が後に病的骨折をきたすといった事象はなんとしても避けなければなりません．全脊椎の評価を行うことが望ましいです．

表1 ● 放射線治療前の運動機能と治療後の予測

放射線治療前の運動機能	治療後に歩行可能な割合	
自立歩行	98 %	ここで治療
歩行に何らかの補助あり	89 %	開始したい
歩行不能	28 %	
下半身不随	7 %	

文献4を参考に作成.

緊急緩和照射や手術の適応

脊髄圧迫に対する薬物療法としてはステロイドを投与することがあります．少し古いですが，海外のガイドライン[2]ではデキサメタゾン16 mg/日程度から開始することが推奨されています．運動麻痺の程度が軽い，感覚障害のみなど，症状に応じて4〜8 mg/日程度まで減量して使うこともあります．効果をみながら2〜3日おきに20〜30％ずつ量を調節します．

根本的な治療としては手術や放射線治療などがあります．がん患者さんは高齢で併存疾患をもつことが多く，手術療法は侵襲性が高いため，前回紹介した徳橋スコア[3]などを用いて予後予測を行い，総合的に適応を判断します．一般的に6カ月程度の予後が期待される場合は手術適応となります．

表1のように放射線治療前に歩行機能が保たれていることが非常に重要です[4]．したがって，**治療を行う際には早め（運動麻痺だけでなく，感覚麻痺を含む神経症状の出現から48時間以内）に開始することが重要**とされています．

歩行可能なうちに治療したいところですが，症状が進行していても改善することもありますし，疼痛緩和にもつながるのであきらめずに相談いただければと思います．

放射線治療の回数は1〜10回で行うことが多いです[5]．前述の予後予測に加えて，全身状態や治療負担を考慮して回数を選択します．この患者さんはPS3，骨転移3個，脊椎転移1個，原発巣は大腸，切除不能の臓器転移，麻痺の状態はFrankel Cとなり，徳橋スコアは4点でした．よって，予後としては6カ月未満と予想されました．

どのような骨転移に対して照射を行う？

臨床では骨転移は1カ所ではないことも多く，全病変を照射することは骨髄抑制などの副作用の観点からは困難です．では，多発骨転移の患者さんではどうすればいいでしょうか？

紹介先の放射線治療医ともご相談いただきたいのですが，一般的に特に荷重骨や脊髄に近い部位の骨転移，溶骨性変化がある病変を照射することが多いです．例えば，前回の症例（図2）のように脊髄に近い病変などは腫瘍が増大すると脊髄圧迫に移行する可能性があり，治療適応と考える放射線治療医が多いでしょう．

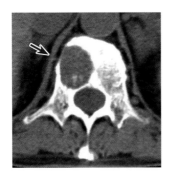

図2 ● 脊髄に近接する骨転移病変の例

表2 ● 紹介前のチェックリスト・紹介状記載内容

☐ 原疾患と予後の見立て
☐ 全身状態（PS，ADL）
☐ 症状と疑っている原因（既往に骨転移があるなど）
☐ 疼痛部位と程度，鎮痛薬の使用状況（レスキューの有無）
☐ 直近の画像検査の有無
☐ 放射線治療の体勢はとれそうか（何分くらい横になれるか？）
☐ 来院の方法（通院・入院の可否，どれくらい入院できるか？）
☐ もしあれば過去の照射歴（再照射が可能なことも多い）
☐ 外来で半日待てるか

PS：performance status
文献6をもとに作成.

他施設との連携
〜すぐに照射したいが，自施設ではできない…どうする？〜

　　脊髄圧迫はすぐに治療開始となる状況ですが，自施設で緩和照射ができない場合は他院に紹介する必要があります．とはいえ，そういった施設では放射線治療医にコンサルテーションする機会も少ないと思われ，日本放射線腫瘍学会からチェックリストの使用が提案されています（表2）[6]．結構長いリストですよね…．しかし受診したのに治療の体勢がとれないなどの理由で治療ができない事態をなるべく避けたいため，治療前に痛み止めを使うかどうか，アクセスの問題などを検討したいため，大切なのです．

　　また，紹介する際には事前に連絡をいただけると準備がスムーズに行えます．放射線治療の予約は分刻みで決まっていることが多く，緊急照射があるとほかの患者さんのスケジュールにも影響するためです．前回ご紹介したように計画CTは1人あたり30分程度，照射も最低でも1人10分程度はかかります．早めにご連絡いただけるとCTと治療の枠を調整できるので準備が格段にしやすくなります．

症例のその後

　　多臓器転移がある状態だが，ほかに責任病変はないと判断した．予後予測スコアからは短めの月単位の予後と予測され，放射線治療を行う方針となった．入院負担から1週間（4Gyを5回照射した）の治療を行った．照射開始時よりリハビリテーションにも取り組まれ，照射終了時に下肢の痺れ感や脱力は改善し，伝い歩きが可能となった．安静時のNRSが2→0となり，オキシコンチンは1回10 mg→5 mgに減量することができた．照射後3カ月のCTでは腫瘍はほぼ消失し，骨が再生されている所見を認め（図3），自宅で家族と過ごすことができていた．疼痛・神経症状の再燃もなく経過した．

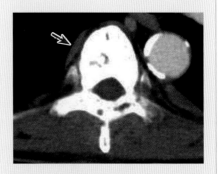

図3 ● 治療後の胸椎CT
脊髄圧迫は解除されている.

まとめ
- 癌患者の神経症状をみたら脊髄圧迫も鑑別に入れ，責任病変の特定を行う
- 脊髄圧迫は歩けるうちに対応できると機能予後がよくなりやすい
- 放射線治療医（特に他院の）に紹介する際は早めに相談しておくとスムーズにいきやすい

　今回は本連載のきっかけとなった症例を一部改変して提示いたしました．実際の症例はアクセスの問題などからほぼ下半身不随の状態で受診され，歩行機能が改善することはありませんでした．症状が出てすぐに相談してくれていれば，紹介がもう少しスムーズだったら，治療医がもっと身近に相談できる環境だったら…．という思いがあります．このようなケースのいずれかの場面で役立てればと思います．

◆ 引用文献

1）Van den Brande R, et al：Epidemiology of spinal metastases, metastatic epidural spinal cord compression and pathologic vertebral compression fractures in patients with solid tumors: A systematic review. J Bone Oncol, 35：100446, 2022（PMID：35860387）
2）Loblaw DA, et al：A 2011 updated systematic review and clinical practice guideline for the management of malignant extradural spinal cord compression. Int J Radiat Oncol Biol Phys, 84：312-317, 2012（PMID：22420969）
3）Tokuhashi Y, et al：Scoring system for prediction of metastatic spine tumor prognosis. World J Orthop, 5：262-271, 2014（PMID：25035829）
4）Rades D, et al：A score predicting posttreatment ambulatory status in patients irradiated for metastatic spinal cord compression. Int J Radiat Oncol Biol Phys, 72：905-908, 2008（PMID：18436390）
5）「放射線治療計画ガイドライン 2020年版 第5版」（日本放射線腫瘍学会/編），金原出版，2020
https://www.jastro.or.jp/medicalpersonnel/guideline/jastro/2020.html
6）日本放射線腫瘍学会：緩和的放射線治療 地域連携モデル
https://www.jastro.or.jp/medicalpersonnel/palliative/kanwa_model.pdf

Profile

森崎貴博（Takahiro Morisaki）
産業医科大学病院 放射線治療科 助教
放射線治療の研修に加えて，飯塚病院で緩和ケアの研修をして参りました．ときに劇的に症状を改善し，患者さんの生活を守ることができる放射線治療を武器に「がんになっても自分らしく過ごす」ことのお手伝いをしています．

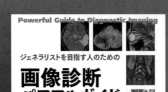
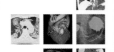
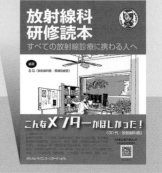

研修医は読まないで下さい!?

研修医はこの稿を読んではいけません.
ここは研修医を脱皮？した医師が,研修医を指導するときの参考のため
に読むコーナーです.研修医が読んじゃうと上級医が困るでしょ！

心窩部痛の Myth Part2
~心窩部痛でこれだけは見逃すな！~

福井大学医学部附属病院総合診療部　林　寛之

すべての心窩部痛は「アッペ」かも！?

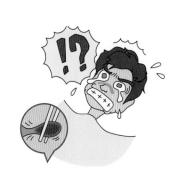

　右下腹部に痛みが移動すれば簡単なものの,発症早期はプ
ロでも診断が難しいのが虫垂炎だ.また受診まで遅い症例は
案外非典型的症状を呈することがあって,虫垂炎の誤診はむ
しろ多くなる.こんなに激痛を訴えるんだって症例に出会う
と,内臓痛って最強って思ってしまう.自分が局所麻酔で虫
垂炎の手術を受けた〇十年前（昔はかなり野蛮なことをする
外科医もいたもんだ）,腹膜に達するまでは楽勝だったのに,
虫垂を引っ張られた瞬間に,心窩部に熱湯をかけられたような激痛が走った.これぞ,虫垂の内
臓痛！右下腹部なんて全然痛くなかった.ソセゴン®やセルシン®など全然効かず,死ぬかと
思った！結構持続性心窩部痛が強い場合は,超音波で虫垂炎も探しに行く必要性を,身をもって
実感したのは私だけ？

患者C　37歳女性

虫垂炎

　患者Cが,朝より心窩部痛発現し,徐々に悪化したためにER受診した.朝排便をして下
痢をしたという.研修医Mが診察したところ,患者Cは心窩部痛が強いものの,圧痛は中等
度で腹膜刺激症状は認めなかった.反跳痛なし.ジャンプしても痛みなし.心電図や炎症所
見も含めた血液検査も異常を認めなかった.吐き気もあるということで研修医Mは胃腸炎と
判断した.上級医Sにコンサルトしてちゃっちゃっと帰宅させようとしたところ…上級医S
が,「胃腸炎なんてゴミ箱診断はダメだよ」と一蹴した.上級医Sが丁寧に病歴聴取をして,
朝は硬便の後に軟便が出ただけのものを「下痢」と言ったことが判明.超音波検査も行い,
右下腹部に腫大した虫垂をみつけた.丁寧に診察し同部位の圧痛・反跳痛も認め,CTにて
虫垂炎の診断が確定した.

研修医M

　「やっぱり後医は名医ですからねぇ.最初はわからないですよねぇ.え？病歴聴取が甘い？
　すみませぇん！」

たかがアッペ，されどアッペ

1）診断が遅れやすい虫垂炎

　虫垂炎の死亡率は1％未満であるものの，虫垂が破裂してしまうと3％に，特に高齢者では15％に跳ね上がってしまう（Ann Emerg Med, 52：301-303, 2008）．虫垂炎の誤診・診断遅延率は4.4～63％と報告によってかなりばらつきがあるものの（5.9～25.7％，26.2％，20～40％，55％，成人6.0％，小児4.4％，小児63％など），結構多いことはわれわれが肌で感じている．画像診断がすすんだ現代でも，虫垂炎の誤診や診断遅延はなかなか減らない．腹痛患者全例にCTを撮れば見逃しは減るんだろうけど，それは被ばくを増やすだけで能がない．小児の外科的疾患の訴訟No.1は虫垂炎なんだ（J Pediatr Surg, 55：602-608, 2020）．小児の虫垂炎訴訟において74.4％は診断の遅れに起因するものだった．確かに発症初期は，臍周囲や心窩部痛で発症し，その際は右下腹部痛を訴えず，必ずしも右下腹部圧痛もないため，診断が難しい．さらに虫垂の位置が動くため，触診でのMcBurneyの圧痛そのものの信頼性が低い．白血球，CRPはどちらもトホホだから，虫垂炎って難しい…．

　原田らによると，**右下腹部圧痛がない場合，下痢がある場合，発症から6時間以上経過して受診した場合，総合診療以外の医師が診察した場合は，虫垂炎の診断遅れにつながるという．**総合診療医の丁寧な診察が役に立つんだねぇ．自画自賛モードみたいだが，なんとなく嬉しい．**虫垂炎の診断はどの所見が決定的であるということはなく，右下腹部への痛みの移動（感度46％，特異度90％），咳・ジャンプ痛（感度72％，特異度91％）は診断に役に立つものの，除外には使えない．**

　女性，2つ以上の基礎疾患をもつ場合，便秘を伴う場合は誤診しやすい．とりあえず「便秘」としておこうか，なんていうゴミ箱診断はダメなんだ．

2）患者の「下痢」に騙されるな～ゴミ箱診断：胃腸炎

①「下痢」は診断にも除外にも使えない

　また患者の「下痢」は虫垂炎診療ではなかなかの曲者と心しよう．**虫垂炎でも下痢をすることがあるので，必ずしも下痢があるからといって虫垂炎を除外してはいけない．**虫垂炎疑い症例での下痢の感度は22％，特異度は82％であり，虫垂炎で下痢を認めることは低いものの，否定にも診断にも使えない（Acad Emerg Med, 24：523-551, 2017）．小児虫垂炎のレビューでも「下痢がない」ことの陽性尤度比が1.0とどうでもいい所見なんだ（JAMA, 298：438-451, 2007）．**虫垂炎の誤診例の42％は「胃腸炎」といい加減に診断されていたという**（Ann Emerg Med, 36：39-51, 2000）．患者は何でも「水様便」というが，医療者は**下痢の質にこだわって病歴をしっかりとる必要がある．**患者Cのように硬便後に軟便が出ても下痢ということがある．虫垂炎など炎症性疾患があれば腸蠕動が亢進して軟便や軽い下痢便くらいにはなる．ウイルス性胃腸炎なら水道の蛇口をひねったようなシャバシャバの水様便が何度も出ないといけない．さらにウイルス性胃腸炎はまず胃の動きが止まるので，嘔気・嘔吐が先行し，数時間後に水様便を頻回伴わないといけない（表）．この時間経過は重要だ．ウイルス性胃腸炎による腹痛は蠕動運動に伴う軽い痛みであり，そんなに痛みが強くないのが特徴だ．**心窩部や臍周囲の痛みが強い場合は決して「胃腸炎」とゴミ箱診断してはいけない．**とにかく下痢の有無は**虫垂炎の診断にも除外にも何も寄与しないと肝に銘じておこう．**

表　ウイルス性胃腸炎のポイント

① 必ず嘔気・嘔吐が先行する
② 数時間後に水様便が頻回に起こる
③ 腹痛は比較的軽い
・①〜③のどれか1つでも欠けたら，ほかの疾患を探すべし ・虫垂炎の誤診診断名で最多は「胃腸炎」！ ・**下痢の有無は虫垂炎の除外には役に立たない** ・腹痛が強い場合は，胃腸炎としてはいけない

② 超音波を活用しよう

　右下腹部痛を訴え下痢をきたしやすいキャンピロバクター腸炎では回盲部や上行結腸が浮腫になるため，超音波を使えば，虫垂炎と区別するのは難しくない．キャンピロバクター腸炎は水様便が特徴的で，1/3は嘔吐をきたすが，ウイルス性胃腸炎と違い，腹痛・下痢が先行し，続いて腸管が麻痺性になり嘔吐が出現してくる．

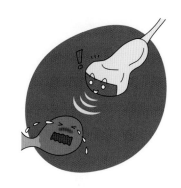

　5歳以下の小児となると訴えも所見もあいまいでなかなか診断が難しい．歩行時の痛みを訴えなくても〔aOR（調整オッズ比）0.16〕，右下腹部が最も痛くなくても（aOR 0.12），筋性防御がなくても（aOR 0.33）虫垂炎は否定はできないのだ．**小児の腹痛を見たら虫垂炎を疑い続けないといけない！**

　ところがどっこいそんなに悩まなくても大丈夫．超音波は感度86 %，特異度91 %と，非常に有用な検査なんだ．① 腹痛が12時間以上持続している場合，② CRP > 3 mg/dLの場合には，積極的に超音波で虫垂炎を探しに行くといいという報告もあるが，**日本の場合超音波へのアクセスがとてもよく，むしろ診断がはっきりしない小児の腹痛の場合は積極的に超音波を活用する方が見逃さない**．腕をぜひ磨いておこう．小児虫垂炎疑いの超音波検査も日中に施行する方が夜中に施行するより感度がいいというおもしろい報告もある〔日中検査の感度94.0 %，特異度93.7 % vs 夜間の検査施行感度92.0 %，特異度91.2 %（Acad Radiol, 24：1616-1620, 2017）〕．働き方改革で夜中に人手不足になるとなおさら見逃しが増えないかなぁ．

> **虫垂炎を見逃さない**
> ● 心窩部痛（持続痛）では虫垂炎を必ず考える
> ● 下痢があってもなくても虫垂炎は否定できない
> ● 女性，基礎疾患≧2つ，便秘を伴う場合は誤診しやすい
> ● ゴミ箱診断の「胃腸炎」は必ず「胃腸炎」らしさにこだわるべし（表）
> ● 迷ったら総合診療医に診てもらうが吉
> ● 小児腹痛で診断に迷ったら，超音波検査を積極的に行うべし

アッペは，どうして痛みが移動するの？

1) 虫垂炎初期（図A）

　心窩部痛を呈する虫垂炎を理解するうえで病態生理は見逃せない．虫垂炎ではまず糞石等で虫垂が閉塞し，内圧が上昇する．虫垂の伸展だけなので，これは内臓痛になる．上腸間膜動脈支配領域の臓器の内臓痛は，上腸間膜神経節に入るため，**通常虫垂炎の内臓痛は臍周囲の鈍痛となるべきなんだ**．内臓痛であっても，平滑筋が収縮すると間欠痛（疝痛）になるが，虫垂炎の場合は内圧が上昇して腫大し，平滑筋がもはや収縮できないため持続痛になる．腸閉塞の内臓痛では平滑筋が関与するため，間欠痛になる点が異なるよね．この上腸間膜動脈神経節（臍周囲の痛み）と腹腔神経節（心窩部痛）は実は仲よく枝でつながっているため，**強い痛み刺激が上腸間膜神経節に入ると腹腔神経節までもが刺激され，心窩部が痛くなってしまう**．この内臓痛というものは曲者で，下腸間膜動脈神経節（下腹痛）だって，上腸間膜動脈神経節と枝でつながっている．だから便秘であっても「胃が痛い」という患者がいても何もおかしくないんだ．内臓痛は腹部の中心で局在がはっきりしないゆえんなんだ．虫垂炎初診時見逃し例の77.8 %は腹部に圧痛を認めない．虫垂炎の内臓痛は持続痛であり，まだ腹膜まで炎症が達していないので，咳やジャンプをしても響かず（腹膜刺激症状），反跳痛がないのも当たり前なんだ．

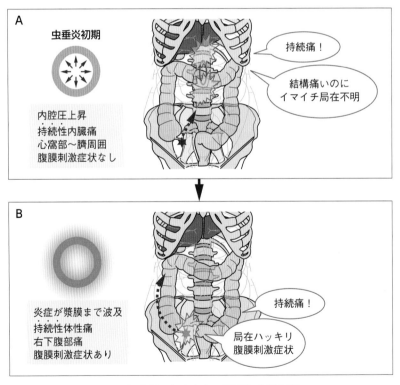

図　虫垂炎による痛みの進展と病態生理

2）病態が進んでから（図B）

　さらに病態が進み，虫垂内腔の炎症が虫垂の漿膜まで拡がってくると，はじめて腹膜が刺激され，脊髄神経が痛み刺激を通すため，右下腹部の局在がはっきりとした持続痛になってくる．ここが痛くなると腹膜刺激症状が出るが，虫垂が奥にある場合，肥満（脂肪が緩衝する），ガスが多い（空気が緩衝する）場合は，腹膜刺激症状が出にくい．

　腹膜刺激症状を誘発するコツは，緩衝する可能性のある脂肪やガスを左手の指2～3本でゆっくり潰し，指のすぐ下に虫垂が来るようにしたところで，DIP関節の背側を叩いて反跳痛を誘発するといい（圧迫叩打痛）．可能な限り，超音波で虫垂位置を同定し，超音波プローブで反跳痛を確認するともっといい．虫垂は本来蠕動があるが，虫垂炎になったら内圧の上昇により蠕動がなくなるので，**蠕動のないソーセージのような管腔構造物を回盲部から追いかけていく**のがコツだ．

3）その他の痛みの特徴

　診断が遅れた虫垂炎例の半数が初診時に心窩部痛を訴えていたという報告もある．虫垂炎での心窩部痛（自発痛）の感度は9%，特異度は82%，心窩部圧痛の感度14%，特異度86%であり，この所見があるからどうってことはないが，虫垂炎の見逃しが訴訟につながりやすい，いやその見逃しで患者さんが不利益を被ることになることを考慮すれば，**心窩部痛を見たら必ず虫垂炎の可能性を探らないといけない**．食事に関連がなく，膵胆道系に異常を認めないとき，比較的若年成人が心窩部持続性の激痛を訴えてもんどりうっている（腹膜刺激症状がないので動いても痛みは悪化しない）ときは，虫垂炎であることが多い印象がある．こんな痛みを見たら，もし虫垂炎が見つからなくても，今後虫垂炎に進展する可能性を患者さんに話しておこう．虫垂炎見逃し例では初診時に右下腹部圧痛を認めるのはたったの22%しかないので，**右下腹部痛や圧痛がなくても，心窩部痛の性状から，虫垂炎の疑いの目をもち続けないといけない**んだ．時間を味方につけるに限る．

　虫垂炎はもちろん食事との関連はなく，痛みが持続性である点に注目したい．一方消化性潰瘍は空腹時痛く，食事で胃酸が中和されると痛みが引く．膵胆道系は食後2時間の発症が多く，アルコールや胆石が関与する点が異なる．また胃腸炎や便秘，腸閉塞は平滑筋による間欠痛（疝痛）の内臓痛になる点が異なる．前号（2022年12月号）で触れたように，心窩部痛では何が何でもまず心筋梗塞除外は必須だよ．

　せっかく虫垂炎を疑ったのに，右下腹部に圧痛を認めないことがある．実は2.3%において虫垂が骨盤内深くに回盲部が入り込んでいる場合があり，通常部位の誤診率が5.3%であるのに対して，回盲部が深い場合の誤診率は16%と高い．非常に所見がとりにくいので，積極的に造影CT検査を施行し，読影も慎重にする必要がある．痛みの性状が怪しいと思ったら，しっかり調べよう．やはり一番大事なのは病歴なんだよ．

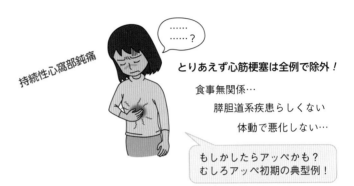

Check！文献

1) Harada T, et al：Factors associated with delayed diagnosis of appendicitis in adults：A single-center, retrospective, observational study. PLoS One, 17：e0276454, 2022（PMID：36264971）

　↑必読文献．虫垂炎の診断遅れに関する昭和大学江東豊洲病院の単施設研究．成人の虫垂炎の誤診率は5.9～25.7％といわれるが，この研究では26.2％もあった．右下腹痛，下痢なし，発症6時間以内の受診，そしてなんと総合診療医が診察すると誤診率が低い．総合診療医は丁寧に身体所見をとるからだそうだ．検査にすぐ飛びつくんではダメなんだよねぇ．一般的な多科相乗り型のERならではのデータで興味深い．

2) Bundy DG, et al：Does this child have appendicitis? JAMA, 298：438-451, 2007（PMID：17652298）

　↑古典的小児虫垂炎のレビュー．小児虫垂炎の1/3は非典型症状で受診してくる．Pediatric Appendicitis Score（PAS）やAlvarado Scoreは有名だが，臨床的有用性はイマイチ．

3) Kulik DM, et al：Does this child have appendicitis? A systematic review of clinical prediction rules for children with acute abdominal pain. J Clin Epidemiol, 66：95-104, 2013（PMID：23177898）

　↑小児における虫垂炎予測ルールを比較検討したレビュー．PASやAlvarado Scoreは有名だが，感度がイマイチ．PAS（感度82～100％）の方がAlvarado（感度72～93％）より感度がいいものの，過剰診断がPASで35％，Alvaradoで32％あった．虫垂炎予測ルールは参考にとどめておくのがいいのかな．

4) Kabir SA, et al：How to diagnose an acutely inflamed appendix; a systematic review of the latest evidence. Int J Surg, 40：155-162, 2017（PMID：28279749）

↑虫垂炎診断のレビュー. 大雑把ではあるものの，臨床所見や血液検査所見が揃わない場合が55％もあると報告. 虫垂炎誤診は20～40％に上る. 正常虫垂の手術をしてしまうと合併症もそれなりに増加するので無駄な手術をするのもよくない. Alvarado Scoreはイマイチ. 白血球数もあまり役に立たない（感度65～85％，特異度32～82％）. CRPは発症から8～12時間経過してはじめて上がりはじめ12～24時間後にピークになるので，早期受診例では役に立たない. CRP＞1.0 mg/dLの場合の感度65～85％，特異度59～73％と，CRPは全然信頼できない指標として有名. 画像はCTの独り勝ち（感度83％，特異度98％）.

5) Brown-Forestiere R, et al：Acute Appendicitis：Clinical Clues and Conundrums Related to the Greatest Misses. Cureus, 12：e8051, 2020（PMID：32537270）

↑72時間以内に救急再受診して虫垂炎と診断された18人の患者を分析した小規模研究. そのうち最も多い主訴は心窩部痛であった（50％を占めた）. やっぱりね，という感じ. 初診見逃し時の診断では半数が非特異的腹痛，続いて胃腸炎（27.8％），尿路感染（11.1％），便秘（5.5％），卵巣嚢腫（5.5％）が多かった. ゴミ箱診断（胃腸炎，便秘）をつけたらゆめゆめ見逃していないか常に気をつけないといけない. 見逃し例では初診時には腹部に圧痛を認めないものが77.8％を占めた. 見逃し例では初診時に右下腹部圧痛を認めたものは22.1％しかなかった. 再診時には右下腹部圧痛は83％に認めた. 右下腹部圧痛がないから大丈夫なんて安易に考えてはいけない. さらに時間を味方につけるのが一番大事だ.

6) Benabbas R, et al：Diagnostic Accuracy of History, Physical Examination, Laboratory Tests, and Point-of-care Ultrasound for Pediatric Acute Appendicitis in the Emergency Department：A Systematic Review and Meta-analysis. Acad Emerg Med, 24：523-551, 2017（PMID：28214369）

↑**必読文献**. 小児において虫垂炎での心窩部痛（自発痛）の感度は9％，特異度は82％，心窩部圧痛の感度14％，特異度86％であり，陽性尤度比も陰性尤度比も1をまたいでしまっていて診断の決め手にはなりえない. 右下腹部痛の感度は78～100％，特異度7～40％. 37.3～37.5℃以上の発熱でさえ，感度25～50％，特異度55～84％とイマイチ. WBC＞12,000での感度71％，特異度66％とイマイチ. 好中球分画（≧67％）は感度96％，特異度39％であり，除外に役立ちそうだ. CRP（＞3 mg/dL）の感度38～70％，特異度65～85％とバラバラで信頼性に欠ける. WBC＞12,000とCRP＞3 mg/dLを組合わせると，感度42％，特異度91％となり，診断に有用だ. Procalcitonin（＞0.39 ng/dL）は感度25％，特異度92％と診断には有用だが，除外には使えない. つまり虫垂炎を除外する有用な所見は総合的に考えないといけない. ところが超音波は感度86％，特異度91％と群を抜いて有用であり，しっかり超音波はできるように訓練しておかないといけないねぇ. 右下腹部への痛みの移動（感度46％，特異度90％），咳・ジャンプ痛（感度72％，特異度91％）は診断に有用な所見といえる.

7) Prada-Arias M, et al：Appendicitis or non-specific abdominal pain in pre-school children：When to request abdominal ultrasound? J Paediatr Child Health, 56：367-371, 2020（PMID：31482635）

↑右下腹部圧痛を訴える未就学児82人の小規模スタディ. ① 腹痛が12時間以上持続している場合（感度97％，特異度100％），② CRP＞3 mg/dL（感度66％，特異度81％）の場合には，積極的に超音波で虫垂炎を探しにいくといい.

8) Sullins VF, et al：Malpractice in Cases of Pediatric Appendicitis. Clin Pediatr（Phila）, 56：226-230, 2017（PMID：27378723）

↑小児203例の虫垂炎訴訟の検討. 診断の遅れ（151例）が最も多く（74.4％）と最も多く，続いて術中の過失（22例），術後合併症（21例），誤診（7例），術前過失（6例）であった. 訴訟例のうち19.9％は死亡症例というから痛ましい.

9) Michelson KA, et al：Clinical Features and Preventability of Delayed Diagnosis of Pediatric Appendicitis. JAMA Netw Open, 4：e2122248, 2021（PMID：34463745）

↑**必読文献**．748人の小児虫垂炎の診断遅延に関する臨床像の後ろ向き研究．この研究ではなんと63％の例で診断が遅れていた．歩行時の痛みを訴えない（aOR 0.16），右下腹部痛が最も痛くない（aOR 0.12），筋性防御なし（aOR 0.33），慢性合併症をもつ（aOR 2.34）場合に診断が遅れる傾向にあった．NSAIDs（aOR 3.78）やオンダンセトロン（aOR 1.99）を処方されると誤診しやすく，CT（aOR 0.10）や超音波（aOR 0.13）を施行すると見逃しにくくなった．この研究では右下腹部への痛みの移動が最も診断に寄与していた（aOR 17.2）．まぁでもこの研究は2回ER受診したら診断遅れとしているので，診断遅れの定義が少し厳しいのかも．

10) Edwards BL & Dorfman D：High-risk Pediatric Emergencies. Emerg Med Clin North Am, 38：383-400, 2020（PMID：32336332）

↑**必読文献**．小児のハイリスク疾患のレビュー．虫垂炎のみならず，髄膜炎，精巣捻転，骨折，小児虐待を解説．

11) Glerum KM, et al：Pediatric Malpractice Claims in the Emergency Department and Urgent Care Settings From 2001 to 2015. Pediatr Emerg Care, 37：e376-e379, 2021（PMID：30211835）

↑小児の訴訟728事例の検証．最も多いのは心肺停止，続いて虫垂炎，3番目が精巣捻転であった．誤診によるものが42％も最も多かった．入院させなかったというのが最も多額の賠償金を支払うことになった．3〜11歳のなかでは虫垂炎は2番目に多い訴訟対象となった．

12) Solomon L, et al：Current risk landscape of point-of-care ultrasound in pediatric emergency medicine in medical malpractice litigation. Am J Emerg Med, 58：16-21, 2022（PMID：35623178）

↑2011年から2021年の間に超音波が絡んだ小児の訴訟事例は10件であった．どれも超音波そのものに問題があるわけではなかった．多くは虫垂炎と精巣捻転に関連していた．うち2例は超音波がされるべきであった．6例では超音波施行が遅れていた．1例は超音波が最初不適切に施行され，1例は間違った診断をされた．タイミングよく正しく超音波を施行することが大事なんだ．

13) Hong GS, et al：Appendiceal location analysis and review of the misdiagnosis rate of appendicitis associated with deep pelvic cecum on multidetector computed tomography. Clin Imaging, 40：714-719, 2016（PMID：27317216）

↑虫垂の解剖学的位置と誤診率についてのレビュー．骨盤内深くに回盲部が入り込んでいるものが2.3％あり，非常に所見がとりにくく，CTの読影も注意が必要になる．通常部位の誤診率が5.3％であるのに対して，回盲部が深い場合の誤診率は16％と高い．骨盤内深くに回盲部が落ち込んでいる場合は，虫垂が回腸末端の裏側を通って上行している場合が64％，上行結腸の裏側に上行するものが24％，そのまま骨盤深くに入っていくものが12％ある．

14) Mahajan P, et al：Factors Associated With Potentially Missed Diagnosis of Appendicitis in the Emergency Department. JAMA Netw Open, 3：e200612, 2020（PMID：32150270）

↑成人（123,711人）と小児（22,336人）の虫垂炎患者で来院日診断できた症例と遅れて診断した症例（見逃しとみなす）を比較検討した．成人例の6.0％，小児例の4.4％で診断遅延を認めた．女性・女児，2つ以上の基礎疾患を有する者，便秘の場合は診断が遅れやすい傾向にあった．確かに女性の場合女性特有の疾患があり鑑別が拡がる分，見逃しくなるのかも．便秘があると，とりあえずゴミ箱診断してしまうというのはいただけないね．

No way ! アソー! モジモジ君の言い訳

> ～そんな言い訳聞き苦しいよ！
> No more excuse！No way！アソー (Ass hole)！

×「心窩部痛で下痢があって，大して圧痛がないんで，胃腸炎でいいかなと…」

→胃腸炎の痛みは基本軽く，腸蠕動に伴うので間欠的な疝痛になる．この患者さんは持続性の心窩部痛なんだから，虫垂炎を疑わないといけないんだ．ホラ，超音波をしたら腫大した虫垂が見えたぞ…あ，反跳痛あるじゃん！

×「虫垂炎の初期は診断できないって習ってるんで，見逃してもしかたがないんじゃないですか」

→病態生理をしっかり考えて，痛みの性状から疑うのは，注意深く病歴をとって，さらに丁寧な診察および超音波をすれば，そんなに難しくないんだ．あきらめたら試合終了だよ…（安西先生かっ！）．

×「じゃ，かたっぱしからCT撮ればいいんじゃないですか？」

→被ばくを考慮して，無駄な検査で絨毯爆撃をするのは，無駄なだけでなく，脳が退化しちゃうぞ．

×「じゃ，かたっぱしから手術したらいいんじゃないですか？」

→正常虫垂手術は合併症も報告されているので，慎重にした方がいい．

林　寛之（Hiroyuki Hayashi）：福井大学医学部附属病院救急科・総合診療部

虫垂炎誤診例の半数は心窩部痛で受診してくる．右下腹部圧痛がなくても，丁寧な病歴聴取で心窩部痛の性状から虫垂炎を疑うのは必ずしも難しくないんだ．そんな熱い想いが若い先生達に伝わるといいなぁ．自己申告すればいい2類相当の感染症に振り回されて，世界の動向と大きくかけ離れた日本って本当に○○だなぁとため息をつきながら，卒業旅行にも行けない医学生を不憫に思いつつ，日々医学生や若先生と臨床を楽しむ毎日がとても充実している．明るく楽しい優秀な総合医を1人でも多く育てるために頑張ろうと最近さらに体に鞭を打ってます…あ，鞭を打たないと動かない加齢現象が襲ってきているのかも…？

1986　自治医科大学卒業　　　　　　　　日本救急医学会専門医・指導医
1991　トロント総合病院救急部臨床研修　　日本プライマリ・ケア連合学会認定指導医
1993　福井県医務薬務課所属　僻地医療　　日本外傷学会専門医
1997　福井県立病院ER　　　　　　　　　Licentiate of Medical Council of Canada
2011　現職
★後期研修医大募集中！ 気軽に見学にどうぞ！ Facebook⇒福井大学救急部・総合診療部

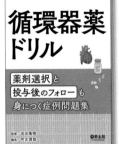
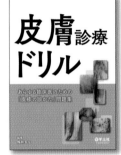
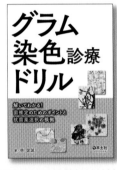
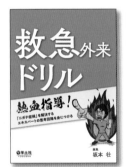
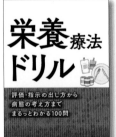
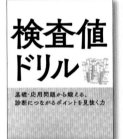

他人の失敗を「対岸の火事」と笑い飛ばすもよし,「他
山の石」と教訓にするのもよし. 研修医時代は言うに
及ばず,現在も臨床現場で悪戦苦闘している筆者が,
自らの経験に基づいた日常診療のツボを語ります.

その256

裸眼立体視ノススメ

ネット記事でみた話です. 放射線科のポリクリ
で,教わった途端に裸眼立体視ができるようになっ
た医学生がいた,とのこと. 放射線科医でも全員が
できるとは限らないのに,です. この記事は「世の
なかにはとんでもない才能をもった医学生がいるも
んだ」という結論で締めくくられていました.

しかし,私も最初から裸眼立体視ができました.
とんでもない才能をもった医学生でもないのです
が. というのも子供のころから裸眼立体視に興味を
もっていた私は,自分でも立体視用の組合わせ画像
をつくって楽しんでいたのです. だから裸眼立体視
は得意中の得意でした.

なので,脳神経外科に入ったときに,上級医に立
体撮影した脳血管造影画像を見せられたときは心の
なかで「ラッキー!」と思ったものです. そして,
「これを裸眼で立体に見えるようになることが読影
の第1歩だ」と言われたときには,「それはできる
ので第2歩を教えてください」と言いそうになりま
した. でも,私が裸眼立体視をできないものと思い
込んでいる上級医はそのままどこかに行ってしまっ
たのです,残念.

さて,3D画像が全盛となった今,裸眼立体視の
技術は無用の長物となった感がありますが,工夫し
だいではまだまだ使い道はいろいろあります. 今回
はその話をしましょう.

裸眼立体視とは

まず,裸眼立体視とは何ぞや,を図で説明しま
しょう. 裸眼立体視には交差法と平行法があります
(図1). 前者の方がポピュラーですが,後者もでき
るに越したことはありません. 焦点を前(交差法)
あるいは後ろ(平行法)にずらすことで,2つの画
像を重ねて立体的に見ることができます. ただし,
2枚の画像間の距離が自分の瞳孔間距離を大きく上
回る場合には原理上,平行法はできないことは覚え
ておきましょう.

例として2組の画像を示します(図2). 頭蓋骨
の方は交差法で,頚椎の方は平行法で裸眼立体視し
てみてください. そうすると奥行のある立体的な画
像に見えるはずです.

臨床での応用

次に臨床の場でどういうときに裸眼立体視用の2
枚1組画像を使うかという話です. 私の場合は脳動
脈瘤のクリッピングのときに使います. あらかじめ
三次元血管造影画像で10〜15度ほど左右方向に
回転させた2枚1組の画像を紙にプリントしてラミ
ネートコーティングしておき,手術室の壁に貼って
おきます. 手術中に動脈瘤の周辺血管を知りたく
なったときに,この壁に貼ってある2枚1組の画像
を裸眼立体視して位置関係を確認するわけです.

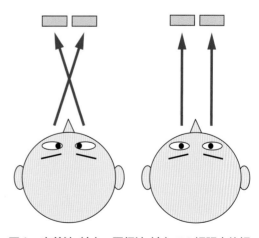

図1 交差法(左),平行法(右)での裸眼立体視

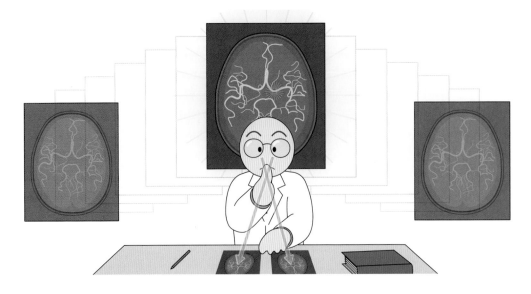

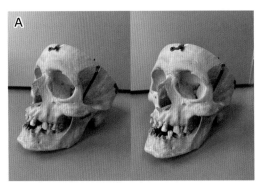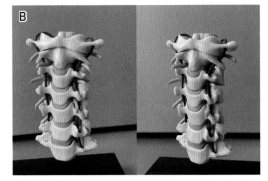

図2　交差法での裸眼立体視用の頭蓋骨（A），平行法での裸眼立体視用の頸椎（B）

　脳外科以外の分野ではどうでしょうか．私はもっぱら胸部X線画像を見るときに使っています．同一症例で時間をおいて胸部X線画像を2回以上撮影することはよくあります．そのときに放射線技師さんがいくら注意深く正面から撮影したとしても必ずわずかながら左右にローテーションしてしまいます．この2枚の画像を横に並べて立体視すると，奥から順に脊椎，肋骨，心臓が立体的に浮かび上がって見えます．なので異常所見を呈する部位がどこにあるかを把握することができます．

　また，裸眼立体視ができると思わぬ能力が身につきます．それは，間違い探しです．よく雑誌なんかにあるクイズですね．左右にそっくりの絵があっ

て，この2つの絵の間に違うところが5カ所ある．それを当てろ，というものです（図3）．図3では文章を示していますが，これら左右の文章を裸眼立体視の要領で見るとあら不思議，違っているところが光って見えます．なので，瞬時に正解がわかってしまいます．もちろん2枚の絵が上下になっている場合には裸眼立体視はできないので，そのときは雑誌を90度回転させなくてはなりません．でも，そうやって左右に並べれば簡単にわかります．

　また1週間前は正常だった胸部X線画像が，今日の撮影では浸潤影があるんじゃないかという場合にも裸眼立体視は有用です．間違い探しの要領で横に並べて裸眼立体視すると浸潤影の部分がはっきりと

さて、3D画像が全盛と
なった今、裸眼立体視の技
術は無用の長物となった感
がありますが、まだまだ使
い道は色々あるので、今回
はその話をしましょう。

さて、3B画像が全盛と
なった今、裸眼立体視め技
術は無用の長物となった感
がありますか、まだまだ使
い道は色々あるので，今回
はその話をしましゅう。

図3　左右の文書の間には違いが5つある

光って見えます．また1年前と現在の胸部X線画像を横に並べて裸眼立体視をすると，新たな結節影ができていないかを簡単に確認することができます．

　そんなわけで今や廃れてしまったかのように見える裸眼立体視の技術．さほど難しいものではないので，放射線科医でなくてもマスターすることをお勧めします．

最後に1句

会得せよ　裸眼で行う　立体視
　　　　楽々発見　新たな病変

中島　伸
（国立病院機構大阪医療センター脳神経外科・
総合診療科）
著者自己紹介：1984年大阪大学卒業．
脳神経外科・総合診療科のほかに麻酔科，放射線科，
救急などを経験しました．

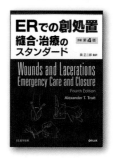

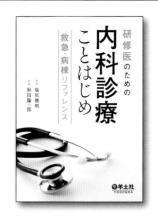
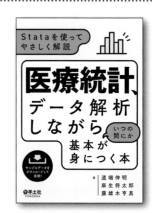
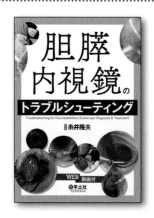

病棟・ICU・ER で使える
クリティカルケア薬
Essence ＆ Practice

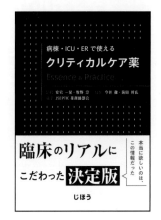

監／安宅一晃，牧野　淳，編／今井　徹，前田幹広，
執筆／JSEPTIC 薬剤師部会
定価11,000円（本体10,000＋税10％），A5判，
1,072頁，じほう

　まずこの書籍を手にして驚いた．重い．それもそのはずである．中身がとても濃いからだ．帯が巻かれているように見えるカバーデザインもおもしろい．よいメッセージを残したいからだろう．帯は捨てるからね．

　これまでのいわゆる"薬本"にはなかった，臨床的背景や解説がすごく丁寧に書かれている．ただの薬の紹介ではないのだ．急性期医療の臨床現場をよく知る薬剤師と医師が協力してつくり上げた書であることがよくわかる．

　具体的な投与／調製方法が書かれているのは，医師・看護師の現場対応においてとてもありがたい．臨床医がすっ飛ばしがちなコストや背景となるエビデンスの記載もあり，痒いところによく手が届いている．ICU に配属され戸惑う若手薬剤師には，重症患者の病態生理や，使用される医療機器の概説があるのは大変に助けになることだろう．

　一方で，不要なものはしっかりとそぎ落とされており，体脂肪率の低いマッチョな書籍だ．抗菌薬は11種類の厳選が潔い．おそらく診療の90％以上はこの11種類のマスターで対応できるだろう．いわゆる有効性が不確かな薬剤については，取り上げられていないのも痛快だ．具体名をあげないが，種々の酵素阻害薬，肝臓関連薬剤などといえば読者は理解されるだろう．取り上げていないということは必要ないということなのだ，たぶん．

　このように，本書はおおむね非の打ちどころのない良書であると断言できる．1ユニットに1冊配備しておくことを強く勧めたい．最後に，あえて重さ以外の改善点をあげるとすれば，索引の少なさである．索引がVI章の薬剤名に限定されているのは，いささかつらい．やはり本書は辞書的に使いたいからである．症候，診断，治療内容から薬剤に至るアプローチのなかで本書をつまみ食いしたい読者への配慮として，豊富な索引があればよかった．この点はおそらく次版で解消されると信じている．

（評者）志馬伸朗（広島大学大学院医系科学研究科 救急集中治療医学）

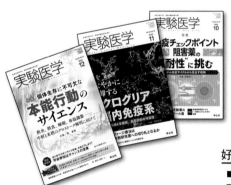
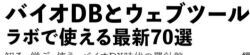

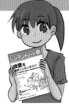

プライマリケアと救急を中心とした総合誌

レジデントノート Back Number

大好評
発売中！

お買い忘れの号はありませんか？

すべての号がお役に立ちます！

2022年12月号 (Vol.24 No.13)

かぜ症状
しっかり見極め、
きちんと対応！

重大疾患も見逃さず適切に
診断・対処するための、
症状ごと・場面ごとの考え方や
役立つ検査、対症療法の薬、漢方

編集／岡本 耕

2022年11月号 (Vol.24 No.12)

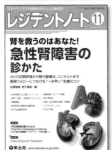

腎を救うのはあなた！
急性腎障害の診かた

AKIの初期評価から腎代替療法、
コンサルトまで
長期フォローにつなげる
"一歩早い"診療のコツ

編集／谷澤雅彦，寺下真帆

2022年10月号 (Vol.24 No.10)

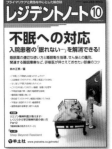

不眠への対応
入院患者の
「眠れない…」を
解消できる！

睡眠薬の適切な使い方と
睡眠衛生指導、せん妄との鑑別、
関連する睡眠障害など、
研修医が押さえておきたい診療のコツ

編集／鈴木正泰

2022年9月号 (Vol.24 No.9)

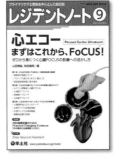

心エコー
まずはこれから、
FoCUS！

ゼロから身につく心臓POCUSの
診療への活かし方

編集／山田博胤，和田靖明

2022年8月号 (Vol.24 No.7)

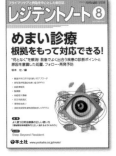

めまい診療
根拠をもって
対応できる！

"何となく"を解消！ 救急でよく出合う
疾患の診断ポイントと原因を
意識した処置、フォロー・再発予防

編集／坂本 壮

2022年7月号 (Vol.24 No.6)

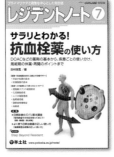

サラリとわかる！
抗血栓薬の使い方

DOACなどの薬剤の基本から、
疾患ごとの使い分け、
周術期の休薬・再開のポイントまで

編集／田村俊寛

2022年6月号 (Vol.24 No.4)

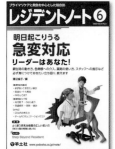

明日起こりうる
急変対応
リーダーはあなた！

蘇生時の動き方、各病態への介入、薬剤の使い方、スタッフへの指示など必ず身につけておきたい立ち回り、教えます

編集／溝辺倫子

2022年5月号 (Vol.24 No.3)

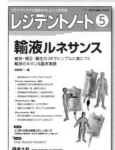

輸液ルネサンス

維持・補正・蘇生の3Rで
シンプルに身につく
輸液のキホン＆臨床実践

編集／柴﨑俊一

2022年4月号 (Vol.24 No.1)

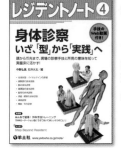

身体診察
いざ、「型」から
「実践」へ

頭から爪先まで、現場の診察手技と所見の意味を知って実臨床に活かす！

編集／中野弘康，石井大太

2022年3月号 (Vol.23 No.18)

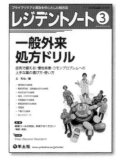

一般外来
処方ドリル

症例で鍛える！
慢性疾患・コモンプロブレムへの
上手な薬の選び方・使い方

編集／北　和也

2022年2月号 (Vol.23 No.16)

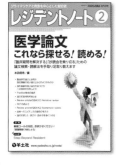

医学論文
これなら探せる！
読める！

「臨床疑問を解決する」
「抄読会を乗り切る」ための
論文検索・読解法を
手取り足取り教えます

編集／本田優希

2022年1月号 (Vol.23 No.15)

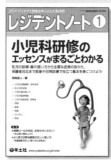

小児科研修の
エッセンスが
まるごとわかる

乳児の診察・薬の使い方から
主要な症候の診かた、保護者対応まで
救急や日常診療で役立つ基本を
身につけよう！

編集／西﨑直人

以前の号はレジデントノートHPにてご覧ください ▶ www.yodosha.co.jp/rnote/

バックナンバーのご購入は，今すぐ！

- お近くの書店で：レジデントノート取扱書店
  （小社ホームページをご覧ください）
- ホームページから
  www.yodosha.co.jp/
- 小社へ直接お申し込み
  TEL　03-5282-1211（営業）
  FAX　03-5282-1212

※ 年間定期購読もおすすめです！

レジデントノート 電子版 バックナンバー

現在市販されていない号を含む，
レジデントノート月刊 既刊誌の
創刊号〜2019年度発行号までを，
電子版（PDF）にて取り揃えております。

・購入後すぐに閲覧可能　・Windows/Macintosh/iOS/Android 対応

詳細はレジデントノートHPにてご覧ください

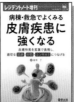
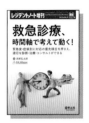
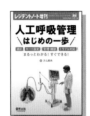
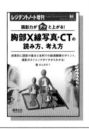
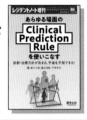
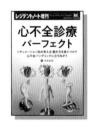
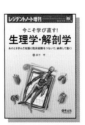
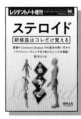

レジデントノート 次号 **2**月号 予告

（Vol.24 No.16）2023 年 2 月 1 日発行

特 集

実践！ 研修医の学び方（仮題）
〜実臨床で効率よく・濃く学ぶ、Off the Job で学びを補う〜

編集／小杉俊介（飯塚病院 総合診療科）

「働き方改革」などの影響で，初期研修医の勤務時間が減少傾向にあると聞きます．臨床現場で得られる "学び" の機会が減ってしまうのではと心配している人，学び方・研修への臨み方について 1 人で悩んでいる人もいらっしゃるかもしれません．
2 月号では，研修医が自ら学びを進めるためのガイドとなるような特集を扱います．実臨床から知識や手技を身につける方法，書籍などでの学習，勉強会の参加・開催などさまざまな「学び」について，個人ないしは周りの方と無理なく実践できる具体的な情報を共有いただきます．

【実臨床で効率よく・濃く学ぶ】

1）業務時間内に知識を効率よく身につける …………………… 西澤俊紀，長崎一哉

2）業務時間内に手技を効率よく習得する ……………………… 加藤心良，長崎一哉

3）患者・家族との接し方を実臨床で学ぶ ……………………… 田中幸介，橋本忠幸

4）医療者間のコミュニケーションを実臨床で学ぶ ………… 原田愛子，小杉俊介

【Off the Job で学びを補う】

5）情報を取捨選択する …………………………………………… 森田真知子，小杉俊介

6）勉強会に参加する ……………………………………………… 畑 拓磨，野木真将

7）学会に参加する ………………………………………………… 木戸敏喜，菊川 誠

8）教える側になる ………………………………………………… 岡部友香，橋本忠幸

連 載

● 内科病棟診療のための Practice-Changing Evidence
　「2 型糖尿病患者における SGLT2 阻害薬」（仮題）………… 長崎一哉（水戸協同病院 総合診療科）

● リエゾン精神科医が教えます！ しくじりから学ぶ精神科薬の使い方 Part2
　「ステロイドによる精神症状」………………………………… 井上真一郎（岡山大学病院 精神科神経科）

その他

※タイトルはすべて仮題です．内容，執筆者は変更になることがございます．

レジデントノート購入のご案内

これからも臨床現場での
「困った!」「知りたい!」に答えていきます!

年間定期購読 (送料無料)

● 通常号 〔月刊 2,530円 (10％税込) ×12冊〕
… 定価 30,360円 (本体 27,600円+税10％)

● 通常号+増刊号
〔月刊12冊+増刊 5,170円 (10％税込) ×6冊〕
… 定価 61,380円 (本体 55,800円+税10％)

★上記の価格で定期購読をお申し込みの方は通常号を
ブラウザで閲覧できる「WEB版サービス」※1を無料
でご利用いただけます.

便利でお得な
年間定期購読を
ぜひご利用ください!

✓送料無料※2
✓最新号がすぐ届く!
✓お好きな号から
はじめられる!

※1「WEB版サービス」のご利用は, 原則として羊土社会員の個人の方に限ります
※2 海外からのご購読は送料実費となります

下記でご購入いただけます

● お近くの書店で
レジデントノート取扱書店 (小社ホームページをご覧ください)
● ホームページから または 小社へ直接お申し込み
www.yodosha.co.jp/
TEL 03-5282-1211 (営業) FAX 03-5282-1212

◆ 編集部より ◆

1月号の特集は, 救急での整形診療です. エキスパートだからわかる "これだけ
は絶対に押さえたい" 診察や画像検査のポイント, 手技の極意を惜しみなく盛り込
んでいただき, 写真たっぷりの実用的な1冊に仕上がりました. 明日からの救急や
当直でぜひご活用ください.

また, 大人気連載『こんなにも面白い医学の世界～からだのトリビア教えます』
が今号で第100回を迎えました!! 思わず「へぇー」と言いたくなる医学トリビア
をエビデンスとともに楽しく紹介するこの連載. 過去の記事は書籍・webで読めま
す. 息抜きにどうぞ (詳細はp.2702). (溝井)

レジデントノート

Vol. 24 No. 15 2023〔通巻343号〕
2023年1月1日発行 第24巻 第15号
ISBN978-4-7581-1691-6
定価 2,530円 (本体 2,300円+税10％)〔送料実費別途〕

年間購読料
定価 30,360円 (本体 27,600円+税10％)
〔通常号12冊, 送料弊社負担〕
定価 61,380円 (本体 55,800円+税10％)
〔通常号12冊, 増刊6冊, 送料弊社負担〕
※海外からのご購読は送料実費となります
※価格は改定される場合があります

© YODOSHA CO., LTD. 2023
Printed in Japan

発行人　一戸裕子
編集人　久本容子
副編集人　遠藤圭介
編集スタッフ　田中桃子, 清水智子,
伊藤 駿, 溝井レナ
広告営業・販売　松本崇敬, 中村恭平, 加藤 愛
発行所　株式会社 羊土社
〒101-0052 東京都千代田区神田小川町2-5-1
TEL 03(5282)1211 / FAX 03(5282)1212
E-mail eigyo@yodosha.co.jp
URL www.yodosha.co.jp/
印刷所　三報社印刷株式会社
広告申込　羊土社営業部までお問い合わせ下さい.

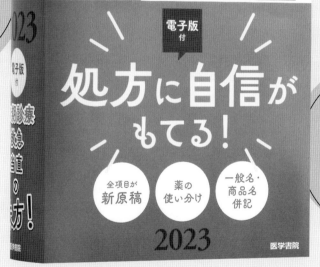
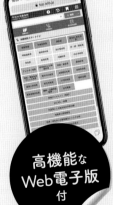

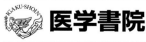

超高齢化社会を迎えたわが国において,急速に普及されているERAS（enhanced recovery after surgery）プロトコルを先導してきた医師,看護師,薬剤師,管理栄養士,理学療法士,社会福祉士等の執筆陣のスキルが結集. 実践的かつ詳細な解説により周術期管理の質を向上させるためのベストプラクティスが完成した. 高齢者の術後早期のDREAM を達成し,術後回復を支援するための必読の1 冊.

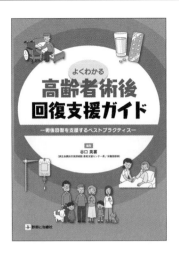

■B5判　252頁
定価3,520円
（本体3,200円＋税）
ISBN978-4-7878-2585-8

よくわかる高齢者術後回復支援ガイド
術後回復を支援するベストプラクティス

済生会横浜市東部病院 患者支援センター長/栄養部部長　谷口 英喜　編著

目　次

第1章　高齢者の術後回復促進のために
A　高齢者における手術・周術期管理の現状と課題
B　高齢者に対する術後回復促進策の考え方
C　高齢者の術前評価指標

第2章　高齢者の周術期管理に必要な基礎知識

第3章　高齢者手術における術後を考えた留意点と実践
A　高齢消化器外科手術（消化管）
B　高齢消化器外科手術（消化管以外）
C　高齢呼吸器外科手術
D　高齢泌尿器科外科手術
E　高齢整形外科手術
F　高齢心臓血管内手術

第4章　並存疾患や問題を抱える高齢患者の手術へ向けた準備
A　ADL低下，運動機能低下，聴力低下
B　認知機能障害・精神疾患

C　サルコペニア・フレイル
D　肥満がある高齢の手術患者
E　抗凝固薬，抗血小板薬服用中（休薬，継続など）

第5章　各領域・職種における周術期の管理と支援
A　看護師
　①術前の身体および社会背景に対する管理
　②術中の身体管理
　③術後の身体管理
B　薬剤師　高齢者の薬理
C　管理栄養士　周術期の栄養管理
D　歯科医師　周術期の口腔ケア
E　理学療法士　リハビリテーション
F　麻酔科医　術中麻酔管理
G　ソーシャルワーカー　周術期患者への支援

診断と治療社

〒100-0014　東京都千代田区永田町2-14-2　山王グランドビル4F
電話 03（3580）2770　FAX 03（3580）2776　http://www.shindan.co.jp/
E-mail:eigyobu@shindan.co.jp

（22.09）

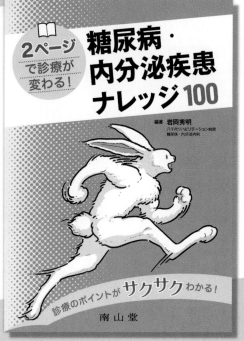
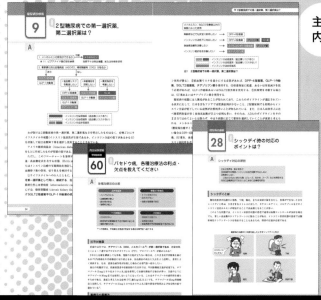

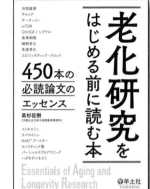
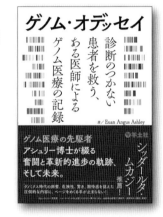

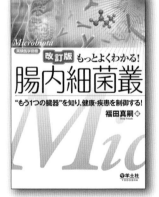

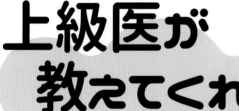
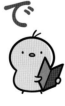

レジデントノート　1月号
掲載広告　INDEX

■ 企業

（株）油井コンサルティング ………… 表2

メディカル・サイエンス・インターナショナル

…………………………… 2676，2714

医学書院………………………… 後付1

診断と治療社………………………… 後付2

南山堂………………………………… 後付3

中外医学社…………………………… 後付5

■ 病院

ながさき地域医療人材支援センター… 表3

一般社団法人 徳洲会 ………… 表4，2576

仙台徳洲会病院……………………… 2578

島根県医療政策課医師確保対策室… 2672

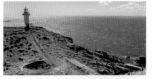
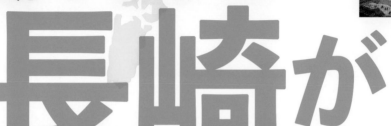

働くなら長崎が熱い

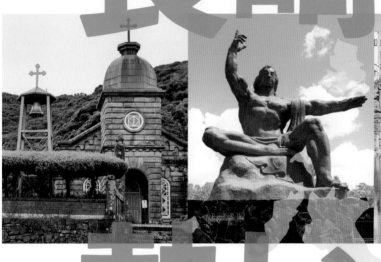
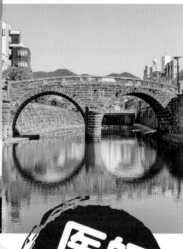
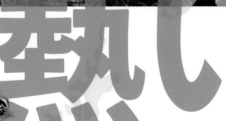
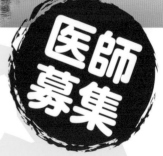

医師募集

長崎だからできる働き方

具体的な「医師募集情報」はコチラ→

ながさき地域医療人材支援センター

長崎大学病院 地域医療支援センター内
〒852-8501 長崎市坂本1-7-1
TEL：095-819-7346　FAX：095-819-7379

URL：https://ncmsc.jp　MAIL：info@ncmsc.jp

ISBN978-4-7581-1691-6
C3047 ¥2300E

9784758116916

1923047023001

羊土社
定価2,530円
（本体2,300円＋税10%）
消費税率変更の場合、上記定価は
税率の差額分変更になります

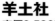

❋ 徳洲会グループ

臨床研修病院 説明会

医学生

☑ 会場では感染予防対策を
　実施しています

☑ 手指消毒、マスク着用の上
　ご参加ください

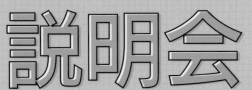

・・・・・・ **会場スケジュール** ・・・・・・

13:00 ▼	開場 プレゼンテーション 会場ブース巡り
14:30 ▼	病名当てクイズ 表彰式
15:00	閉場

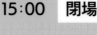
豪華商品 プレゼント!!

1月 January

14 ㊏ 沖縄	15 ㊐ 岡山	21 ㊏ 大阪	28 ㊏ 東京	29 ㊐ 札幌

2月 February

11 ㊏ 高知	18 ㊏ 福岡

3月 March

4 ㊏ 熊本	11 ㊏ 新潟	12 ㊐ 仙台	26 ㊐ 金沢

参加無料
気軽に参加出来ます

開場開催
日本全国で開催！

学年不問
何年生でも参加可能です！

みなさんのご参加を
お待ちしております！

お問い合わせ　徳洲会グループ
研修委員会本部事務局

徳洲会グループ採用ページ
詳細については
1月に公表予定

【TEL】03-5276-3751
〒102-0074
東京都千代田区九段南1-3-1
東京堂千代田ビルディング14F

【担当】常田（つねだ）　江連（えづれ）

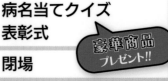

レジデントノート

感染制御の基本がわかる
微生物学・免疫学

著／増澤俊幸

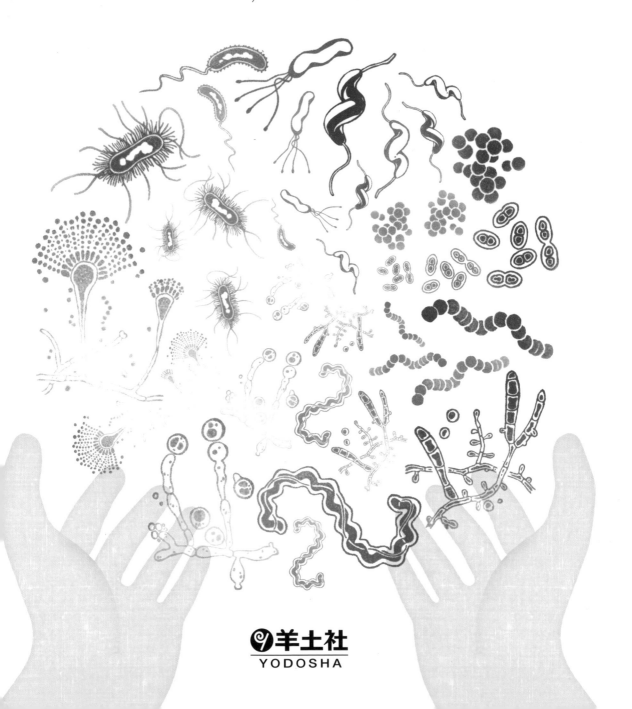

羊土社
YODOSHA